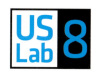

北海道循環器病院の
心エコーカンファレンス

私たちが信頼される
心エコー技師に変わったワケ

監修
北海道循環器病院循環器内科・心不全センター長
村上弘則

編集
北海道循環器病院 診療技術部長 臨床検査科技師長
柴田正慶

MCメディカ出版

刊行に寄せて

　長年、心エコーに携わっている超音波検査技師の皆さんと一緒に仕事をやっていると、いくつかのことに気づきます。

　第一は心エコーの専門医がいる施設と、いない施設の間の大きな格差です。心エコー専門医がいる施設では、エコー所見の意味や患者さんの疾患・背景・治療の意味を容易に知ることができ、小さな疑問でもすぐに解決できるので不安なく仕事をされています。さらに、上位機器や、知識の深い同僚の存在など、職場環境が非常によく、自然に実力が身についています。一方、心エコー専門医がいない施設では、まったく逆の状況です。技師の実力・やる気が同じでもアウトカムはずいぶん違います。

　では、環境の良いところで働く技師なら無敵かというと、そうとも言えないようです。たとえば、救急現場です。救急では救命につながる情報が今すぐ欲しいのに（5分後には不要になっているかもしれない）、対応が遅いことがまれではないと思います。救急現場の息遣いや体温が届いていないように思います。同じようなことは日常臨床でも散見されます。心エコーは心臓の状態を克明に映し出してくれます。まるで、そこにすべてがあるかのように。しかし、それが意味するところはいつも同じとは限りません。計測された値が同じでも、患者さんの病態・病期・治療・併存症などによって異なる解釈になることがまれではありません。やはり、ここでも日常臨床現場の息遣い・体温が届いていない、臨床的知識が足りないと感じることがあります。お互いに見えているのに、何か少し違う、まるで、そこにガラスの壁があるように見えるときがあります。

　ガラスの壁を壊していく力は、臨床現場からの生の情報（患者さんの状態・病像・併存症等々、さらに患者さんの思いまでのさまざまな情報）をどれだけ意味を持った情報としてすくい上げられたか、さらに、解剖や生理学・病理学も含めた幅広い基礎知識を身に付けられたかが、一皮むけた優秀な検査技師になるかどうかの分かれ目のように思います。

　私たちは毎週、その週に経験したさまざまな心エコー画像をreviewします。その際、患者さんの情報を共有し、得られた所見の考え方、基礎になる知識を共有することに重点をおいて勉強してきました。私が赴任してから3年、毎週毎週、エコー所見の背景を考え、基礎知識を知るように勉強を継続してきました。そのかいあってか、どう考えるかが身についてくると、自然に所見の読みが深くなり、実力がついてきました。もちろん、逆に私が教えられたことは数多くあります。

　本書は普段の私たちのエコーカンファレンスの内容を、技師たちが新たに書きおこしてくれたものです。ボチボチだった私たちがどのように実力を蓄えていき、いっぱしの検査技師になっていったかの過程を追体験できる内容になっています。学会で広く認められた一般的解説だけではなく、仮説段階のものや、経験則に基づいた説明も入っていますが、所見を理解するうえで必要と考えられるものはそのままにしています。ですから、どうか、力を抜いて、私たちの軌跡を楽しんでいただき、少しでも役に立つ情報を皆さん自身が取捨選択して実力を少しでも伸ばしていただけたら、これ以上の幸せはありません。

2019年8月

村上弘則

北海道循環器病院の心エコーカンファレンス
CONTENTS

刊行に寄せて…3
WEB動画の視聴方法…6

Chapter 1　心血管系の解剖と心エコー画像の関係…7

INTRODUCTION　心エコーに役立つ心臓の解剖…8
　　　　　　　　　平面的エコー画像で見える構造は立体的心臓のどの場所?…9

Chapter 2　心肥大と心拡大の意外に知られていない情報…15

INTRODUCTION　左室肥大を認めたらどう考える?…16
CASE 01　左室肥大タイプは均等?不均等?…17
CASE 02　肥大型心筋症の疑い…23
CASE 03　心尖部肥大型心筋症に心尖部瘤を併発…28
CASE 04　心アミロイドーシスの疑い…34
CASE 05　運動負荷心エコーでスポーツマン心臓と診断…39

Chapter 3　低左心機能は奥が深い…45

INTRODUCTION　左室壁運動低下の疾患に関する考えかた…46
CASE 06　低心機能で経過観察中、慢性心筋炎または
　　　　　　心サルコイドーシスが疑われた…47
CASE 07　たこつぼ型心筋症の超急性期像…51

Chapter 4　右室がからむと途端に面倒になる?…57

INTRODUCTION　右室拡大を認めたらどう考える?…58
CASE 08　慢性心不全の急性増悪をきたした
　　　　　　長期間未治療の大きな欠損孔の心房中隔欠損症…60
CASE 09　右心拡大と三尖弁逆流の原因を探る…71
CASE 10　トロポニンT陽性のためACSが疑われたが、
　　　　　　経胸壁心エコーでは肺血栓塞栓症と考えられた…78
CASE 11　右心不全による心原性ショックの疑い…84

Chapter 5　弁膜疾患評価はエコーがスター☆ …91

- **INTRODUCTION**　弁膜症治療後の心エコー評価 …92
- **CASE 12**　低流量・低圧較差重症大動脈弁狭窄症にドブタミン負荷を行い、true severe ASと判断 …94
- **CASE 13**　弁の術後、弁周囲からの逆流を見たら何を考える？ …101
- **CASE 14**　弁の術後、発熱のある患者で心エコーのオーダーあり。何を見る？ …107
- **CASE 15**　人工弁通過血流速度の上昇を認めたら何を考える？ …111

Chapter 6　知っているか知らないかで生死を分ける大動脈疾患 …117

- **INTRODUCTION**　大動脈解離とは？ …118
  大動脈解離の分類 …119
- **CASE 16**　大動脈解離では何を評価？どう解釈する？ …120
- **CASE 17**　人工血管周囲に見えるスペースは正常？異常？ …128

Chapter 7　目立つけど診断が難しい心内構造物 …135

- **CASE 18**　大動脈弁に付着する可動性のある石灰化腫瘤 …136
- **CASE 19**　左房裏に充実性の腔を認めた …141

Chapter 8　エコーをおもしろくするちょっとした知識 …147

- **CASE 20**　胸郭が狭い人①：straight back syndrome …148
- **CASE 21**　胸郭が狭い人②：肺高血圧の解除後も持続する左室基部の扁平化 …152
- **CASE 22**　ペーシングリードに付着する異常構造物 …155
- **CASE 23**　リードレスペースメーカ植込み後の心嚢液貯留 …160
- **CASE 24**　僧帽弁輪乾酪様石灰化（CCMA） …164

執筆者一覧 …170
おわりに …171
INDEX …172

WEB動画の視聴方法

WEBサイトで心エコー動画が視聴できます。
以下の手順にて本書専用WEBページにアクセスしてください。

1 メディカ出版ホームページにアクセスしてください。

　　https://www.medica.co.jp/

2 ログインします。

　　※メディカパスポートを取得されていない方は、「はじめての方へ／新規登録」（登録無料）からお進みください。

3 『北海道循環器病院の心エコーカンファレンス』の紹介ページ（https://www.medica.co.jp/catalog/book/7737）を開き、下記のバナーをクリックします（URLを入力していただくか、キーワード検索で商品名を検索し、本書紹介ページを開いてください）。

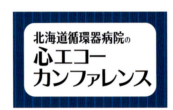

4 「動画ライブラリ」ページに移動します。

　　「ロック解除キー入力」ボタンを押すと、ロック解除キーの入力画面が出ます。
　　（ロック解除キーボタンはログイン時のみ表示されます）。
　　下の銀色の部分を削ると、ロック解除キーが出てきます。入力画面にロック解除キーを入力して、送信ボタンを押してください。

5 「ロック解除キー入力」ボタンが「動画を見る」に更新され、本書の動画コンテンツが視聴可能になります。

ロック解除キー

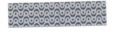
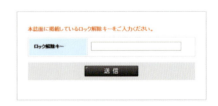

＊なお、WEBサイトのロック解除キーは本書発行日（最新のもの）より3年間有効です。
　有効期間終了後、本サービスは読者に通知なく休止もしくは終了する場合があります。
＊ロック解除キーおよびメディカパスポートID・パスワードの、第三者への譲渡、売買、承継、貸与、開示、漏洩にはご注意ください。
＊PC（Windows／Macintosh）、スマートフォン・タブレット端末（iOS／Android）で閲覧いただけます。
　推奨環境の詳細につきましては、弊社WEBサイト「よくあるご質問」ページをご参照ください。

心血管系の解剖と心エコー画像の関係

Chapter 1

INTRODUCTION

心エコーに役立つ心臓の解剖

1）矢状断面：心臓の縦の断面（図1）

心膜の構造
- 心膜は袋状になっており、折り返しの部分を心膜翻転（ほんてん）部（黒矢印）という。
- 心囊液は袋状の心膜腔（★1）の中に存在する。
- 心膜翻転部より胸腔側を壁側心膜（★2）、心臓側を臓側心膜（★3）という。

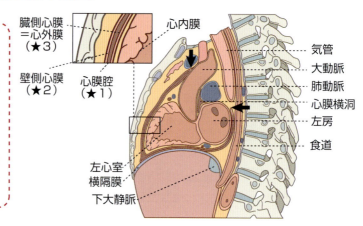

図1 ● 心臓の縦の断面

2）心臓の正面図と背面図（図2）

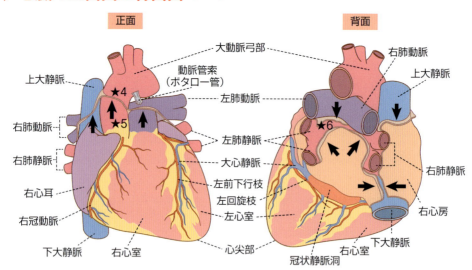

大動脈解離部位と心膜翻転部の関係
- 大動脈解離による出血が心膜翻転部（黒矢印）より遠位か近位かの違いにより病態は異なる。
- 遠位（★4）では、血液や滲出液は胸腔や縦隔に貯留し縦隔血腫や胸水となる。
- 近位（★5）では、血液や滲出液は心膜腔に貯留し心タンポナーデを発症する可能性がある。

左房後壁の心外膜分布
- 左房後壁には心膜翻転部が存在するため、左房後壁の一部（★6）には心外膜が存在しない。
- 心外膜が存在しない部分は圧負荷の影響を受けやすいため、左房の拡大は、心外膜の存在しない（★6）から始まることが多い。

図2 ● 正面と背面から見た心臓

［春木康伸］

平面的エコー画像で見える構造は立体的心臓のどの場所？

　心エコー画像は2次元の画面の中で描写されていますが、その構造が立体的心臓のどの場所かわかりますか？ 本項では心臓の解剖と心エコーで見えるviewの関係を説明します。

1）心臓弁の構造（図1）

❖ 房室弁

　右心房と右心室の間にあるのが三尖弁、左心房と左心室の間にあるのが僧帽弁で、これら2つを房室弁と呼びます。三尖弁は前側にある前尖、後側にある後尖、および内側にある中隔尖

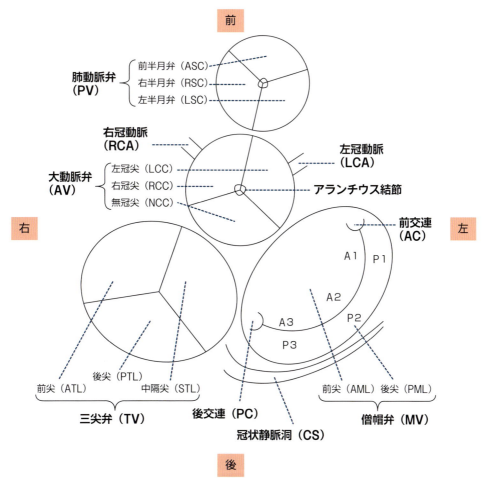

図1 ● 心臓弁を心室側から見た模式図

の3つの弁尖から構成されています。僧帽弁は前尖、後尖の2つの弁尖から構成されています。僧帽弁前尖は前交連部からA1、A2、A3の3部位に、後尖はP1、P2、P3の3部位に分けられます。たとえば弁の逸脱を表現する場合は、逸脱部位を単純に前尖や後尖と表現するのではなく、A1、P1と細かく表現します。

　それぞれの弁尖の心室側には、自由縁から細い糸状の腱索が伸びて乳頭筋へ付き、房室弁が収縮期に心房側に翻転しないように支えています[1]。僧帽弁は前乳頭筋と後乳頭筋の2つにつながっています。一方、三尖弁前尖は右室中隔乳頭筋と右室前乳頭筋につながっていますが、後尖には特定の支持する構造物がなく腱索で右室とつながっています。中隔尖は、心室中隔の小さな乳頭筋につながるか、腱索によって直接心室中隔とつながる構造をしています。また、三尖弁中隔尖は膜性中隔の中央付近にあり、膜性中隔を心房側と心室側に分けています。そのため、膜性中隔の欠損が左室と右房間に生じた場合は、LV-RA communicationとなり、先天性や大動脈弁置換後に見られます。一方、欠損が左室と右室間に生じた場合は心室中隔欠損となります（図2）。

❖半月弁

　左室の流出口には大動脈弁があり、右室の流出口には肺動脈弁があります。そのため、肺動脈弁は大動脈弁より右側にあると誤認されることがありますが、肺動脈弁は大動脈弁の前方かつ左側に位置します（図1）。大動脈弁および肺動脈弁はそれぞれ3つの弁尖から構成されており、各弁尖はみな半月形をしています。そのため大動脈弁、肺動脈弁は半月弁と呼ばれ、その凸面を心室のほうに向けています。各弁の中央にはやや硬い結節（大動脈弁ではアランチウス結節という）があり、隣りあう半月弁どうしは密に接合して、弁が完全に閉じられるようになっています[1]。大動脈弁の三弁尖は、左冠動脈が分岐する左冠尖（left coronary cusp；LCC）、右冠動脈が分岐する右冠尖（right coronary cusp；RCC）、無冠尖（non coronary

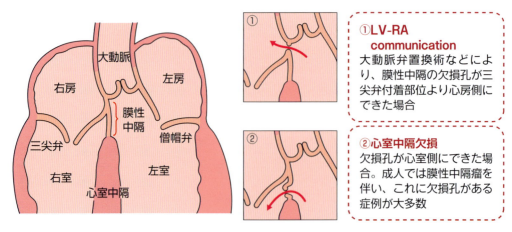

図2● 膜性中隔の解剖図
三尖弁中隔尖は膜性中隔の中央付近にあり、膜性中隔を心房側と心室側に分けている。

cusp；NCC）です。LCCとNCCの交連部は僧帽弁輪の前方と接しているため、胸骨左縁長軸像で見える背側の大動脈弁はLCCかNCCになります。NCCの背側に心室では心室中隔、心房では心房中隔があります。

2）胸壁側から見たエコー画像（図3）

　図3の②は胸骨左縁短軸像の大動脈弁レベルです（青実線）。このviewの三尖弁は大動脈側では中隔尖が、右側壁側では前尖が観察できます。

　①エコービームを頭側に傾けた場合も②と同様の弁尖が観察できます（赤実線）。

　③エコービームを腹側に傾けた場合の三尖弁は、大動脈側では中隔尖が、右側壁側では前尖か後尖が観察できます（オレンジ実線）。

　⑤は胸骨左縁長軸像です（青破線）。このviewは左室の乳頭筋は観察されず、僧帽弁はA2とP2が、大動脈弁は胸壁側でRCCが、背側でNCCまたはLCCが観察できます。

　④エコービームを左外側に向けた場合は、左室前乳頭筋が観察され、僧帽弁はA1またはA2、P1またはP2が、大動脈弁は胸壁側でRCCが、背側でLCCが観察できます（赤破線）。

　⑥エコービームを内側に向けた場合は、左室後乳頭筋が観察され、僧帽弁はA2またはA3、P2またはP3が、大動脈弁は胸壁側でRCCが、背側でNCCが観察できます（オレンジ破線）。胸骨左縁長軸像で乳頭筋が描出されている場合、左室中央を通る断面を見ていませんので、左室の扁平化がある場合を除き、左室径は過小評価されています。僧帽弁と乳頭筋の位置関係を知ると、僧帽弁の異常部位の判断に役立ちます。

　⑦は右室流入路の画像です。このviewの三尖弁は前尖と後尖が観察できます（緑破線）。

3）心尖部から見たエコー画像（図4）

　図4の⑨は心尖部長軸像です（緑破線）。このviewは⑤胸骨左縁長軸像と同様に左室の乳頭筋は観察されず、僧帽弁はA2とP2が観察できます。大動脈弁はRCCとNCCまたはLCCが観察できます。

　⑩エコービームを左外側に向けた場合は、左室前乳頭筋が観察でき、僧帽弁はA1またはA2、P1またはP2が観察できます。大動脈弁はRCCとLCCが観察できます（赤破線）。

　⑧エコービームを内側に向けた場合は、左室後乳頭筋が観察でき、僧帽弁はA2またはA3、P2またはP3が観察できます。大動脈弁はNCCとRCCが観察されます（オレンジ破線）。

　⑫は心尖部四腔像です（青実線）。このviewは僧帽弁でA2またはA3とP1またはP2が、三尖弁は中隔側で中隔尖が、右室側壁側で前尖または後尖が観察できます。

　⑪エコービームを胸壁側に向けた場合は、僧帽弁はA1またはA2とP1が、三尖弁は中隔側では中隔尖と右室側壁側前尖が観察できます（ピンク実線）。

　⑬は心尖部二腔像です（青破線）。このviewは僧帽弁で前壁側からP1-A2-P3が観察で

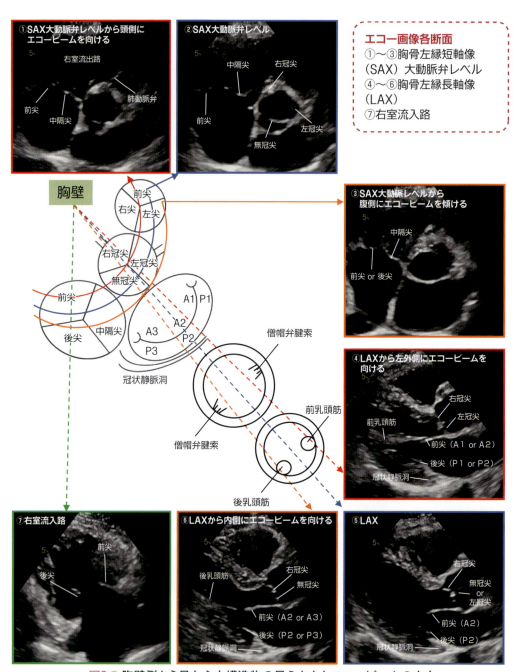

図3 ● 胸壁側から見た心内構造物の見えかたとエコービームの方向

エコー画像各断面
⑧〜⑩心尖部長軸像（APLAX）、⑪⑫心尖部四腔像（AP4CV）、⑬〜⑭心尖部二腔像（AP2CV）

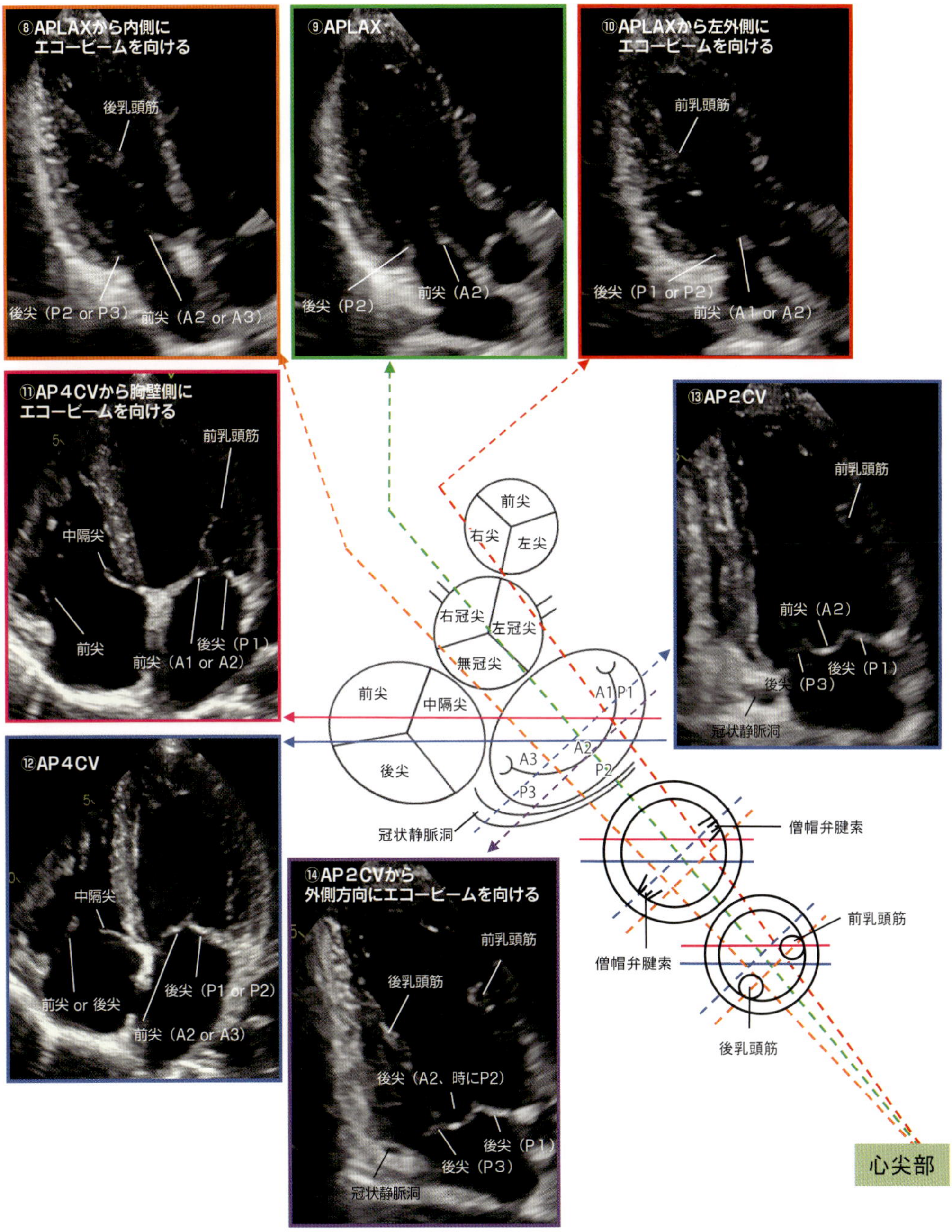

⑧ APLAXから内側にエコービームを向ける
後乳頭筋
後尖（P2 or P3）　前尖（A2 or A3）

⑨ APLAX
後尖（P2）　前尖（A2）

⑩ APLAXから左外側にエコービームを向ける
前乳頭筋
後尖（P1 or P2）　前尖（A1 or A2）

⑪ AP4CVから胸壁側にエコービームを向ける
前乳頭筋
中隔尖
前尖
後尖（P1）
前尖（A1 or A2）

⑫ AP4CV
中隔尖
前尖 or 後尖
後尖（P1 or P2）
前尖（A2 or A3）

⑬ AP2CV
前乳頭筋
前尖（A2）
後尖（P1）
後尖（P3）
冠状静脈洞

⑭ AP2CVから外側方向にエコービームを向ける
前乳頭筋
後乳頭筋
後尖（A2、時にP2）
後尖（P1）
後尖（P3）
冠状静脈洞

前尖／右尖／左尖
右冠尖／左冠尖／無冠尖
前尖／中隔尖／後尖
A1 P1／A2／A3／P2／P3
冠状静脈洞

僧帽弁腱索
前乳頭筋
僧帽弁腱索
後乳頭筋

心尖部

図4 ● 心尖部から見た心内構造物の見えかたとエコービームの方向

き、左室乳頭筋は観察されないことが多いです。

⑭エコービームを外側方向に向けた場合は、僧帽弁は前壁側からＰ１-Ａ２（時にＰ２）-Ｐ３が観察でき、左室両乳頭筋が観察されます（紫破線）。

左室のvolumetryでは左室中央部を通る画像が必要です。乳頭筋や僧帽弁の見えかたから、心臓内でエコービームがどこを通過しているか判断できます。

このように、解剖と画像の関係を知ると、弁や心内構造物の病変部位の特定のみならず、異常構造物の部位の特定や異常血流の流路の判断に役立ちます。

《引用・参考文献》
１）堀正二監修. 図解　循環器用語ハンドブック. 第３版. 大阪, メディカルレビュー社, 2015, 27.

［春木康伸］

心肥大と心拡大の
意外に知られていない
情報

Chapter **2**

INTRODUCTION

左室肥大を認めたらどう考える？

　左室肥大を認めた場合、図1のフローチャートの順で考えます。Step 1で肥大のタイプを均等、不均等に分類します。均等肥大の場合はStep 2へ進み、高血圧がある場合は高血圧性心疾患、ない場合は2nd myopathy（心アミロイドーシス、ファブリー病など）を疑います。Step 1にて不均等肥大の場合は肥大型心筋症を疑います。左室肥大の原因の多くは上記3疾患となりますが、そのほかの疾患の考え方は図1のフローチャートを参考にしてください。

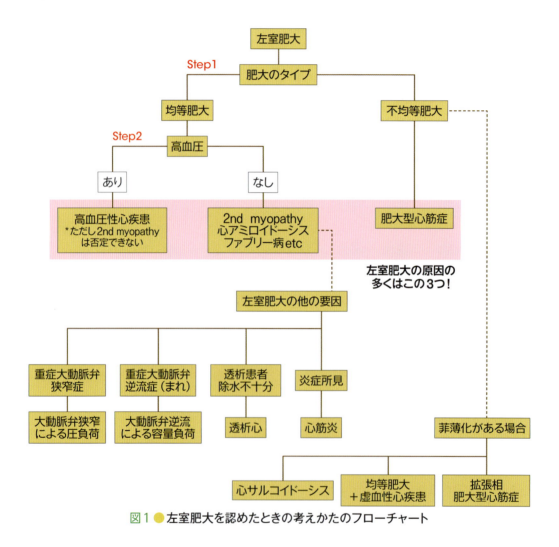

図1 ● 左室肥大を認めたときの考えかたのフローチャート

[春木康伸]

CASE 01
左室肥大タイプは均等？不均等？

患者サマリー　80歳、女性。
主訴：動悸、息切れ、めまい。
既往歴：高血圧、右乳がん手術後。
　他院で高血圧に対して降圧薬内服加療中の患者さん。健診にてBNP120pg/mL台を指摘され当院受診。血圧128/72mmHg。受診時めまいがあったが、本人は内服薬の副作用と考えていた。

事前情報チェック

1）12誘導心電図所見（図1）

　V_1・V_2誘導でR波が高く、胸部R progressionを認めないことから正常心電図ではないと考えます。V_1・V_2でR波が高い疾患は①右室肥大、②右脚ブロック、③陳旧性左室後壁梗塞、④非対称性中隔肥大型心筋症です。この患者さんは高血圧がありますが、高血圧性心肥大ではV_5・V_6のR波が高くなることが多いため、本心電図は高血圧性心肥大と違う印象を持ちます。

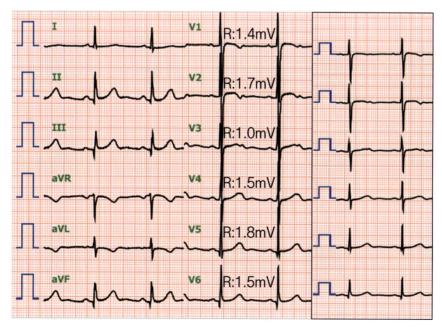

図1 ● 12誘導心電図

> 📖 **用語解説【R progression】**
>
> R progressionを日本語に直訳すると、R波の漸増（徐々に増す）という意味になります。通常、胸部誘導ではV₁〜V₅誘導にかけR波が漸増するのが一般的ですが、本症例心電図ではV₁・V₅誘導にかけてR波高がほぼ一定で、正常の胸部R progressionが認められていません。前壁中隔心筋梗塞で見られるPoor R progression（R波の増高不良）は、V₁〜V₃誘導のR波は低く、かつR増高不良となり本症例の心電図とは異なります。

2）血液データと胸部X線所見

血液データ（表1）よりNT-proBNPの上昇を認め、心室壁の伸展ストレスの増大があることが示唆されます。NT-proBNPの値は440pg/mLであり、治療対象となる心不全である可能性があり、心エコー検査を含む検査を早期に実施し、原因検索を行わなければならないレベルです（図2）。また、腎機能の軽度低下（尿素窒素、クレアチニン高値）を認めます。

表1 ● 血液データ

項目	結果値	基準値	単位	判定	項目	結果値	基準値	単位	判定
総タンパク	7.2	6.5-8.2	g/dL		ナトリウム	142	135-145	mEq/L	
総ビリルビン	0.6	0.3-1.2	mg/dL		カリウム	4.5	3.5-5.0	mEq/L	
ALP	157	104-338	U/L		クロール	107	98-108	mEq/L	
AST(GOT)	26	10-40	U/L		TSH	3.67	0.50-5.00	uIU/	
ALT(GPT)	19	5-45	U/L		遊離T4	1.03	0.90-1.70	ng/dL	
LDH	176	120-245	U/L		NT-proBNP	**440**	125以下	pg/mL	**高値**
γ-GTP	**112**	F 48以下	U/L	**高値**	白血球	8070	3500-9700	個/uL	
CPK	102	F 50-210	U/L		赤血球	444	F 376-516	10⁴/uL	
総コレステロール	180	150-219	mg/dL		ヘモグロビン	14	F 11.2-15.2	g/dL	
中性脂肪	137	50-149	mg/dL		ヘマトクリット	41.8	F 34.3-45.2	%	
HDLコレステロール	56	F 40-90	mg/dL		血小板	19	14.0-37.9	10⁴/uL	
LDL-C(計算)	97	70-139	mg/dL		MCV	94	F 80-101	fL	
HbA1c	5.6	4.6-6.2	%		MCH	31.5	F 26.4-34.3	pg	
グルコース	**111**	70-109	mg/dL	**高値**	MCHC	33.5	F 31.3-36.1	%	
尿酸	6.6	F 2.7-7.0	mg/dL		PT	11.8	10.0-13.0	秒	
尿素窒素	**25.3**	8.0-20.0	mg/dL	**高値**	PT-INR	0.98	0.90-1.13		
クレアチニン	**0.86**	F 0.46-0.82	mg/dL	**高値**	APTT	**25.6**	26.0-38.0	秒	**低値**

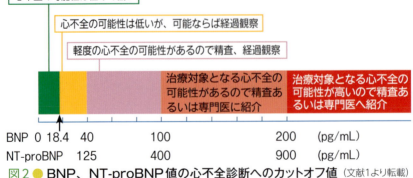

図2 ● BNP、NT-proBNP値の心不全診断へのカットオフ値（文献1より転載）

胸部X線所見は、心胸郭比（CTR）52.4％と心拡大を認め、胸水は（−）です。

心エコー検査前のチェックポイント

❶心電図V_1・V_2誘導のR増高を認め、胸部誘導のR progressionを認めない。
❷NT-proBNP高値
❸X線にて心拡大を認める。

　以上3点を念頭に、「心拡大の原因は？ 肥大のタイプは均等、不均等？ 心不全の原因は？（弁逆流も念頭に）」これらの原因を精査するつもりで検査に臨みましょう！

心エコーカンファレンス

1）1回目と2回目（1年後）の心エコーレポート診断名

1回目
#1 s/o HHD
#2 Mild-moderate MR
#3 Mild-moderate TR

→

2回目
#1 s/o HCM
#2 Mild-moderate MR
#3 Mild-Moderate TR

医師 1回目では高血圧性心疾患疑い（s/o HHD）で、2回目では肥大型心筋症疑い（s/o HCM）となっていますね。なぜ、診断名が異なるのでしょうか？ わかる人！

技師A それは、1回目の検者は左室肥大のタイプを均等と判断し、2回目の検者（私）は不均等と判断したからです。

医師 そうですね。2回目の検査を行ったのが君だから、気づいていますね。1回目の検者は、高血圧があることからHHDと思いこんで検査をしてしまった可能性がありますね。ただ、2回目の中隔の計測値も少し違いますよ！

技師A えっ？！ 何が違うんですか？

医師 じゃあ中隔をどこで計測したか教えてくれますか？

技師A 図3-①の中隔部（黄矢印部）を計測しました。

医師 では、カラー（ドプラ）の画像を見てください。君が計測した中隔の中ほどに、黒く抜けた切れ込み箇所があります（図3-①）。そこにカラーをのせると血流シグナルが見えます（図3-②）。もう、わかりましたか？ この部分に血流があることから、ここは肉柱の可能性が高いんです。中隔壁の計測で心筋とまぎらわしい構造物として、心室中隔の上部から自由壁へと伸びる肉柱と右室側に付着する調節帯があります。Sigmoid septumの場合も中隔肥厚の鑑別が困難なことがありますが、肥大型心筋症と誤認しないようにしましょう。心筋と肉柱の間には隙間があるはずなので、多方向からしっかり観察して、隙間を指摘できれば肉柱と判断できます！

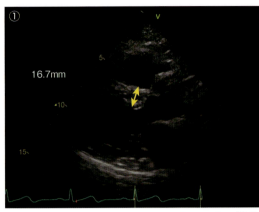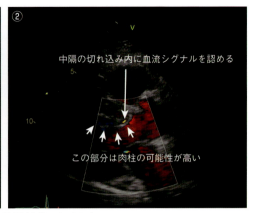

図3 ● 2回目の傍胸骨長軸像（LAX）
中隔計測部に肉柱が存在して中隔計測部を誤った。

2）左室壁計測部

医師 では、1回目はなぜ均等肥大としてしまったのでしょうか？ 技師Bさん。

技師B 1回目では、後壁の描出が不良で実際の壁厚より厚いと思ったのかもしれません。そして、高血圧があることから全周性の肥厚と誤認してしまったのだと思います。

医師 そうですね。高血圧、高血圧と思っていたから、おそらく後壁部分の描出不良の辺りを壁厚と判断したのかもしれませんね（図4-①）。別の画像で確認すると（図4-②）、中隔部の壁厚と後壁の壁厚が異なることがわかります。日常検査の中で描出不良例は決して少なくないので、検査の目的が高血圧という情報のみではなく、事前に他の検査の所見（前述）を総合的に判断して、検査に臨む必要がありましたね。

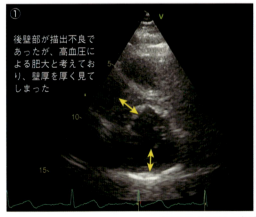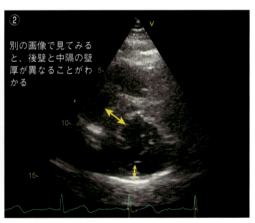

図4 ● 1回目の短軸断層像（SAX）
後壁部の描出が不良で壁厚計測部を誤った。

技師B はい！ これからは心エコーだけじゃなく、他の検査データの判読もできるように勉強します！

医師 では、2回目は肉柱を計測していたのですから、肉柱ではない部分を計測したら、中隔の壁厚が薄く計測されて、こちらも均等肥大ということになってしまいますよね。

技師B 確かにそうですよね。再計測してみます。レポートを書いたときは16.7mmと計測していますが、肉柱部分を外して計測すると、11.5mmになります（図5-①）。あと、SAXで前壁中隔壁厚11.5mm、中隔後方壁厚12.3mm、後壁壁厚7.1mmで非対象性肥大を示します（図5-②）。

医師 そうですね。まぁ結果オーライということですね！ SAXで見たときに後壁の描出が1回目に比べて明瞭になっているので、ぱっと見たイメージで不均等肥大だ！って思いますよね！？ 思い込みのイメージではなく、何度も何度もエコー画像を見直して経験を積んで、見たときに何かおかしい？ と、ぱっと感じ取れることが、日常検査では大切なのかもしれませんね。

あと、不均等左室肥大を指摘した場合は、フローチャート（p.16）にあるように第1にHCMを疑うけど、高血圧でも非対称性中隔肥大（ASH）をきたすことがあるので、完全にHHDは除外できないことにも注意してくださいね。

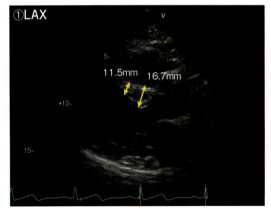 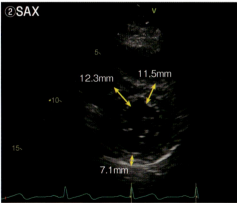

図5 ● 2回目のLAXとSAX：再計測部位と値

医師からのワンポイント解説

❶肥大型心筋症（HCM）とは？

①心筋の構成タンパクの遺伝子の突然変異（mutation）です。アクチン、ミオシンなど、多くのタンパク質がありますが、そのうちの1つ、あるいは複数のタンパク質の遺伝子が突然変異してもHCMとなります。また、遺伝子変異が同じでも、表現型（肥大の部位・程度）が個々にまったく異なる場合があります。

②心筋肥大が始まると、数年かけて肥大が完成します。数年～数十年経って、拡張型心筋症（DCM）様になり壁厚が薄くなってくる人がいます。

③心尖部が肥大してくると、心電図で陰性Tが出現します。

❷HCMの予後とフォローの心エコーで注意することは？

①基本的には良好な場合：投薬なしで経過観察のみ（年に1回のフォローは必要）。
HCMの壁運動はLVEFが正常でも、初期から長軸方向の収縮能が低下するため、スペックル・トラッキング法の評価が有用となります。

②予後が悪くなる場合

 ⅰ）心尖部瘤

心尖部瘤のできる原因は不明ですが、心室中部閉塞性肥大型心筋症（MVO）症例や心尖部壁厚が厚い症例に多い印象を持ちます。心尖部は描出不良であることが少ないため、心尖部にフォーカスを合わせることやカラードプラを用いて観察することが必要です。

 ⅱ）閉塞性肥大型心筋症（HOCM）

非対称性中隔肥大に左室流出路狭窄を伴った病態です。本症例は僧帽弁収縮期前方運動（SAM）が必須であり、圧較差が25mmHg以上で有意な左室流出路狭窄と判断できます。安静時で流出路狭窄を認めなくてもバルサルバ負荷により誘発されることがあり、その場合はdynamic obstructionと評価します。

 ⅲ）拡張相肥大型心筋症（DHCM）

原因は遺伝子異常や心筋の線維化、虚血などが指摘されていますが、明らかな原因は不明です。心エコーでは左室の拡大と壁運動低下、壁厚の不均一化に注意した検査が必要です。壁運動の低下は局所から始まり次第に左室全体に及ぶ場合と、初めからび慢性に壁運動低下が現れる場合があります。不均一な壁運動異常なら陳旧性心筋梗塞や心サルコイドーシスなどの鑑別が必要となります。心電図では胸部誘導R波の減高や、Q波の出現が認められます。

《引用・参考文献》
1）日本心不全学会ガイドライン委員会．日本心不全学会ステートメント：血中BNPやNT-proBNP値を用いた心不全診療の留意点について．2016．http://www.asas.or.jp/jhfs/topics/bnp201300403.html

［春木康伸］

CASE 02
肥大型心筋症の疑い
PTSMA前後の心エコーも見てみよう

患者サマリー	74歳、女性。

主訴：入浴や労作で胸苦を自覚。
既往歴：高血圧。

事前情報チェック

1) 12誘導心電図所見 （図1）

洞調律。左室高電位とI、aV_L、V_4～V_6で陰性T波を認めます。

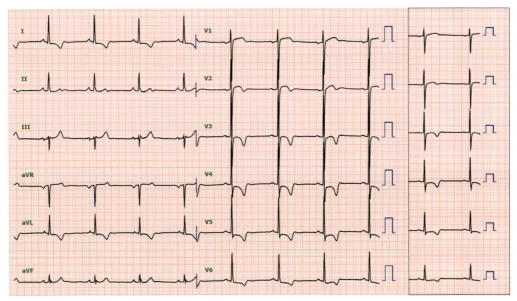

図1 ● 12誘導心電図

2) 胸部X線所見

心胸郭比（CTR）47.3％と心陰影の拡大は認めません。

心エコー検査前のチェックポイント

❶労作時胸苦がある。
❷心電図は左室肥大と陰性T波を認める。
❸高血圧の既往歴がある。

心エコーカンファレンス

技師A 心室中隔が不均一に肥厚しています。心電図の左室肥大と併せて考えると肥大型心筋症（HCM）を疑います（図2）。また、僧帽弁収縮期前方運動（SAM）により（図3）左室流出路圧較差が99.1mmHgと上昇して、左室流出路狭窄も伴っていますので閉塞性肥大型心筋症（HOCM）かと思います。

医師 すばらしいですね。でも、少し注意が必要です。既往歴に高血圧がありますね。心肥大は高血圧でも起こり、HCMと区別がつかないことがあります。特に心尖部肥大型心筋症（CASE03、p.28参照）では高血圧合併例もめずらしくありません。ただ、この症例は心肥大と左室流出路狭窄を伴っているので、HOCMの可能性が高いですね。HOCMの特徴的な所見は何ですか？

技師A SAMによる左室流出路狭窄と、僧帽弁逆流（MR）です。

医師 そうですね。左室流出路狭窄の波形はどのようなもので、記録上の注意点は何ですか？

技師A 左室流出路狭窄の血流波形は、血流のピークが収縮後期にある特徴的な波形（late peaking flow）です。

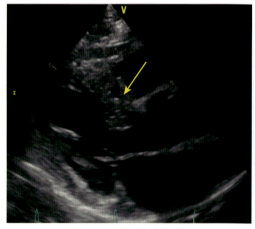

図2● 胸骨左縁長軸像
中隔肥厚を認める（矢印）。

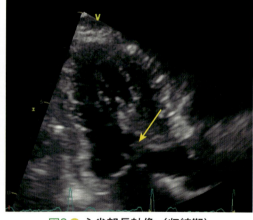

図3● 心尖部長軸像（収縮期）
SAMが観察される（矢印）。

医師 記録された波形（図4-①）は収縮期のpeakがほとんど真ん中にきているから、MRの血流が混ざっている可能性がありますね。

技師B 撮り直してみると（図4-②）late peaking flowが記録されて、圧較差は36.0mmHgでした。

医師 MRの圧較差は左室と左房の収縮期圧差なので、当然高値です。連続波ではMRの圧較差を計測してしまうことがあるので、MR血流を極力外すように記録しましょう。

技師B はい！ 気をつけます。

医師 それと、左室流出路の圧較差は日内変動が知られているし、左室容積の違いで値が変動することも覚えておきましょう。

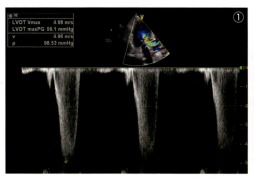 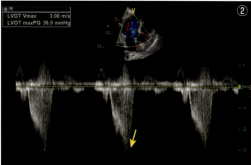

図4 ● 左室流出路の血流波形

①最大圧較差 99.1mmHg：収縮期のピークがほぼ真ん中にきていることから、MRの血流が混ざっている可能性がある。
②最大圧較差 36.0mmHg：late peaking flowが記録された。

医師からのワンポイント解説

❶左室流出路狭窄が増悪する要因

左室容積が小さくなる病態や要因が加わると左室流出路狭窄は増悪します。

①静脈還流量の減少：脱水、出血、立位、透析後など

②頻脈（心収縮力の亢進を含む）：甲状腺機能亢進症、貧血、入浴、アルコール、運動など

③薬剤：血管拡張薬、硝酸薬、カテコラミン、気管支拡張薬など

❷左室流出路狭窄が軽減する要因

左室容積が大きくなる病態や要因により左室流出路狭窄は軽減します。

①静脈還流量の増大：シャント疾患、容量負荷、下肢挙上など

②徐脈（心収縮力の低下を含む）：甲状腺機能低下症など

③薬剤：β遮断薬、Ⅰ群抗不整脈薬、非ジヒドロピリジン系Ca拮抗薬

医師　左室流出路以外に左室内狭窄を起こす部位はどこか知っていますか？

技師B　左室中部でしょうか？　HCM以外に高血圧性心疾患でも左室中部閉塞（MVO）があると聞いたことがあります。

医師　そうですね。MVOの出現部位は乳頭筋です。心肥大があると乳頭筋部位の左室断面積が最も小さいので、真っ先に狭くなります。部位の特定にはカラードプラで折り返しが出た部位を観察し、そこでlate peaking flowが記録できればMVOと考えてよいと思います。この際の注意点は、late peaking flowの流速が2.5m/sec以上であることと、心尖部側の内腔がちゃんと存在することです。肥大心では、肥大した心筋の間や、肉柱の間でしばしばこのような血流が見られますが臨床的意味はありません。

HCMは遺伝子変異が原因といわれていますから、家族内で集積することがあります。遺伝子の変異が同じでも心筋肥大部位や程度が異なることがあります。

技師B　検診でHCMを疑わせる心電図異常を指摘されて受診した方で、特に心エコーで異常な心肥大が見られない場合がありますが、どうしてですか？

医師　発症後、心筋は肥大し始めますが、際限なく肥大するのではなく、数年間で肥大は完成するといわれています。ごく初期の場合、心肥大を見つけられない場合もあるので、経年的な経過観察が必要です。過去の所見と比べ、心肥大が増悪していないか観察することが重要です。左室各部位の心筋壁厚のデータを残しておくとよいでしょう。

医師からのワンポイント解説

●予後の悪いHCM

HCMは予後が比較的よいといわれていますが、突然死、心不全死、心房細動による塞栓症が予後を左右します。突然死には突然死の家族歴、著明な心肥大（30mm以上）、失神の既往、VT/VFの既往、運動時の異常な血圧反応があり、左室流出路狭窄、心尖部瘤、心房細動、拡張相肥大型心筋症も予後不良因子として挙げられます。重篤な不整脈を合併する症例にはICDの適応があります。

技師B　左室流出路狭窄の治療はどうするのですか？

医師　左室流出路狭窄の治療は、まず薬剤から始めます。β遮断効果のあるβ遮断薬やI群抗不整脈薬、非ジヒドロピリジン系Ca拮抗薬が主に使われます。ほかにペースメーカ療法が有効な症例もあります。薬物抵抗性で症状があり、安静時の左室流出路圧較差が30mmHg以上ある場合、経皮的中隔心筋焼灼術（PTSMA）を考えます。

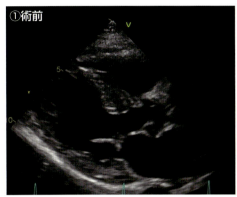
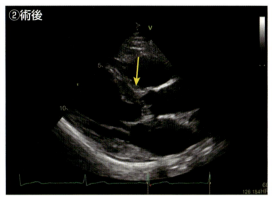

図5● PTSMA前後の胸骨左縁長軸像
中隔壁が術前より薄くなっている（矢印）。

医師：以前のカンファレンスでとりあげたHOCM患者さんにPTSMAを行いました。治療1カ月後の心エコーを見てみましょう（図5）。

技師B：中隔基部が薄くなっていますね。Valsalva負荷試験でも左室流出路圧較差の増加がなくなっていました。

医師：PTSMAで流出路狭窄が解除されると、全体の心筋肥厚も改善することがあると報告されています。
PTSMAでも左室流出路狭窄が改善しない場合は、手術的に中隔心筋の切除や、僧帽弁の置換が考慮されます。
ところで、HCMが原因ではなくとも左室流出路狭窄を起こすことがある疾患を知っていますか？

技師B：……？

医師：sigmoid septumや、たこつぼ型心筋症、高血圧性心疾患、そして大動脈弁置換後に見ることがあります。TAVI後に急に低血圧が遷延して、確認したら左室流出路狭窄が出現していた症例も報告されているので、注意が必要ですね。

［窪田由季］

CASE 03
心尖部肥大型心筋症に心尖部瘤を併発

患者サマリー 　73歳、男性。
現病歴：心室頻拍、肥大型心筋症（HCM）。
　数年前に心尖部肥大型心筋症（APH）と診断される。非持続性心室頻拍（NSVT）に対し植込み型除細動器（ICD）植込み。初診時に心尖部瘤はなかったが、その後、数年かけて心尖部は徐々に瘤化した。

事前情報チェック

1) 12誘導心電図所見（図1）

　心電図では、V_4～V_6誘導に二相性で左右対象の陰性T波を認めます。これはHCMによくみられる所見で、特にT波の深さが10mm以上あると巨大陰性T波といいます。巨大陰性T波は、HCM以外では心筋虚血、たこつぼ型心筋症、脳血管障害などに見られます。心電図所見からHCMが最も疑われます。

心エコー検査前のチェックポイント
● 肥大の部位、左室流出路狭窄の有無、心尖部瘤の有無を検索。

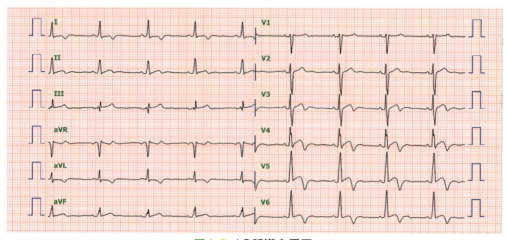

図1 ● 12誘導心電図

心エコーカンファレンス

1) APHの予後

技師B APH診断時のエコー画像から見ると、心尖部肥大が著明です。左室流出路狭窄はありません。

医師 HCMのなかでもAPHの予後は比較的良好といわれている[1]けど、予後が悪くなる場合もあります。わかりますか？

技師B 心尖部瘤が合併した場合ですか？

医師 その通り。では、心尖部瘤でなぜ予後が悪くなるのでしょうか？

技師B うーん。心尖部に血栓ができた場合ですか？

医師 そうですね。瘤は収縮がないため、血液が停滞しやすくなり血栓ができやすいのです。さらに線維化した心尖部付近からは致死性不整脈が発生することがあります。だから、瘤の有無はレポートにしっかり記載しましょう。それでは、APHに瘤ができるまでの経過をみていきましょう（図2）。瘤化する場合は、このように数年をかけて徐々に進行していきます。

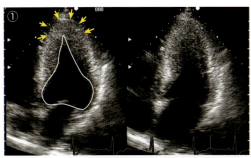
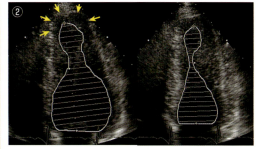
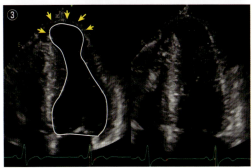

図2 ● APHに瘤ができるまでの経過

①APH診断時：心尖部は壁厚が18.1mmで収縮は良好。4CVで拡張期の左室内腔はAPHに特有のスペード型。心尖部付近に奇異性血流（paradoxical flow）を認める。

②4年後：心尖部は壁厚が7.4mmと菲薄化し、収縮の低下を認める。心尖部は菲薄化傾向ではあるが、心筋は残存している。

③9年後：心エコー：心尖部は心筋がほぼなくなり、収縮は認めず瘤化している。

用語解説 【paradoxical flow】
収縮期に閉塞部より末梢側に残った血液が拡張期に心基部に向かうことで起こる血流。

2）paradoxical flow＝心尖部瘤？

技師B APH診断時の心エコーで図3の通りparadoxical flowを認めていますが、このときにレポートには心尖部瘤ありと書いてよいのでしょうか？

医師 paradoxical flowを認めても、瘤が確認できなければ、レポートに瘤を疑う記載はせず、paradoxical flowの有無だけの記載でよいと思います。肥大型心筋症では心尖部瘤がなくても肥大した心筋の間や肉柱間の内腔が狭いところで加速血流を認めることがあるので、これだけでは異常とはいえません。

技師B でも……図4-①のように拡張期に血液のたまりが認められます。どうしても気になるんですが……。

医師 なるほど確かに血液のたまりがはっきり見えますね。では、この画像で、血液のたまりはどこの部位にあるでしょう？

技師B 心尖部よりは中部寄りに見えます。

医師 そうですね。心尖部瘤は心尖部の先端にできるから、このように中部寄りに見えるカラードプラのたまりは心尖部瘤ではないですね。

技師B では、なんで血液がたまっているのですか？

医師 今話したように、肥大した心筋と心筋の間や肉柱間の血流が可視化されているだけ

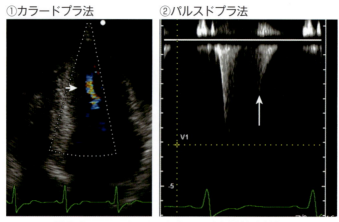

図3 ● paradoxical flow（奇異性血流）
①肉眼で心尖部瘤は確認できないが、心尖部肥厚部位にて、カラードプラ法で乱流エコー（圧較差35.8mmHg）を認める。
②パルスドプラ法では、①の乱流エコー部位でparadoxical flow（矢印）を認めた。

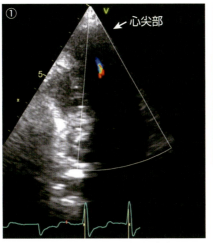
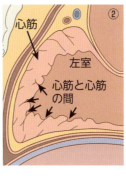

図4 ● 拡張期に左室中部に認める血液のたまり

カラードプラのたまりは左室の中部寄りに認められ、心尖部瘤による血液のたまりとは違うことがわかる。肥大した心筋では心筋と心筋の間の血流が目立つことがある。

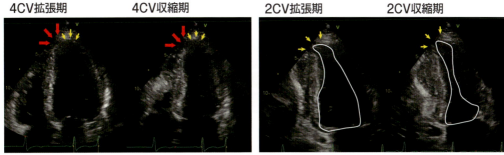

図5 ● 心尖部瘤を4CVで指摘できないが、2CVで指摘できた参考症例

4CVで黄矢印の部位が心尖部に見えるが、真の心尖部は右室側（赤矢印）へ折れ曲がっており、心尖部瘤が描出できていない。2CVでは右室側へ折れ曲がった真の心尖部が描出でき、心尖部瘤が指摘できる。

で（図4-②）、左室中部に瘤や腔があるわけではありません。

医師 次に心尖部瘤の検索について考えてみましょう。心尖部は胸壁のアーチファクトが強いため、瘤や血栓の有無の判断に苦慮することが少なくないんです。だからfocusを調整し、心尖部末端までしっかり観察を行う意識が大切です。あと、HCMは心尖部が右室側に折れ曲がる形態を呈することがあるので、4CVで心尖部が描出できているように見えても実際は描出されていないこともあります。心尖部瘤がないか、場所や角度を変えながら観察することが大切です（図5）。

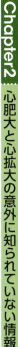

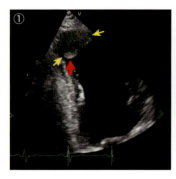 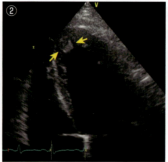 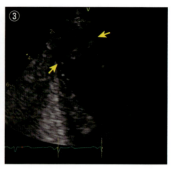

図6 ● **危険な血栓の参考症例**
①症例1：血栓は表面が器質化（赤矢印）しているが、内部はエコー輝度が低く軟らかい印象があり遊離の可能性がある。
②症例2：血栓は全体的に器質化しているが、突出しており遊離の可能性がある。
③症例3：血栓はエコー輝度が低く軟らかい印象。突出はしていないが、拍動により形が変わり、遊離する可能性がある。

3）危険な血栓は？

医師 瘤内は血流が停滞しやすいため血栓の好発部位になります。血栓が遊離してしまうと脳梗塞になるため、非常に危険な所見です。瘤がある場合はレポートに血栓の有無の記載は必須です。あと、血栓はその形態で危険度が変わりますから、その形態もしっかり観察しましょう。危険な血栓はどんなものかわかりますか？

技師B 可動性のあるものでしょうか……？

医師 そうですね。まずはなんといっても可動性のあるもの！ 次は突出している血栓。この2つは遊離しやすく非常に危険だから、発見したらすぐに主治医に連絡してください。図6に危険な血栓の参考症例を提示しておきます。あと、見かけることはほとんどないけれど、ピンボールのように自由に動き回る血栓（ball thrombus）は最も危険です。

医師からのワンポイント解説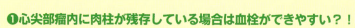

❶心尖部瘤内に肉柱が残存している場合は血栓ができやすい？！

　APHでは少ないですが、虚血では心尖部が菲薄化しても肉柱が残存していることがあります。これは心筋と肉柱の責任血管が違うためです。心尖部の責任血管は左冠動脈（LAD）であることが多く、肉柱の責任血管は左回旋枝（LCX）であることが多いです。このため、LAD領域の虚血により心尖部が菲薄化しても、LCXから血液を供給されている肉柱は菲薄化しないことがあります。心尖部瘤内に肉柱が残存する場合は、連銭形成（rouleaux formation）した赤血球が肉柱にからまり血栓ができやすく、かつ肉柱と血栓の鑑別も必要となります。

❷血栓ができ器質化するまで

　心尖部瘤ができると心尖部付近の血流が停滞します。これにより、赤血球同士が連銭形成するともやもやエコーとして観察されます。さらにフィブリンや血小板が付着していき、血栓が生じます。さらに血栓周囲から血栓内に新生血管が入り込むとともに、血栓下の内中膜から平滑筋細胞が血栓内に増殖侵入し、血液成分が除去され、器質化血栓（high echoicな血栓）になっていきます[2]。新鮮な血栓はlow echoicで軟らかく、剝離しやすいため、塞栓症を起こす危険性があります。

《引用・参考文献》
1) Sakamoto, T. et al. Giant T wave inversion as a manifestation of asymmetrical apical hypertrophy (AAH) of the left ventricle. Echocardiographic and ultrasono-cardiotomographic study. Jpn Heart J. 17(5), 1976, 611-29.
2) 住吉昭信. 動脈硬化症及び血栓症と血小板. 最新医学. 35, 1980, 2158-64.

［春木康伸］

CASE 04
心アミロイドーシスの疑い

　心アミロイドーシスとは、アミロイド沈着により心機能障害をきたしたものです。高度のアミロイド沈着になると心筋重量の増大と心室の拡張障害が生じ、経過とともに心筋の脱落変性による収縮力低下や刺激伝導系の障害による不整脈を生じます。

　症状は、左心不全症状（息切れ、呼吸困難）、右心不全症状（浮腫、肝腫大）、低血圧、立ちくらみなどです。

　心アミロイドーシスはtypeと時期によっては、治療で寛解が得られる疾患なので、心エコー検査で積極的に診断をする姿勢が大切です[1]。

> **患者サマリー**　68歳、男性。
> **主訴**：胸苦。
> **既往歴**：心不全、弁膜症、心房細動。
> 　1年前に心不全を発症し、心アミロイドーシス疑いで精査されているが、陰性結果。今回、心不全と重症弁膜症にて再入院。

事前情報チェック

1）12誘導心電図所見（図1）

　調律は心房細動、四肢誘導は低電位傾向です。

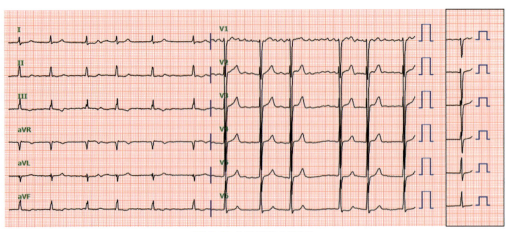

図1 ● 12誘導心電図

2）胸部X線所見（図2）

　胸部X線写真では心胸郭比（CTR）62.2％、肺うっ血、右胸水貯留を認めます。

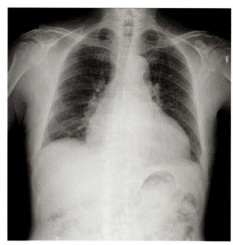

図2 ● 胸部X線写真

3）1年前の心アミロイドーシス精査

　腹壁脂肪、上部消化管粘膜生検結果は陰性でした。尿や血清学的検査でも異常所見を認めませんでした。

心エコー検査前のチェックポイント

❶心電図検査で四肢誘導は低電位傾向。
❷心不全（肺うっ血）と重症弁膜症。
❸心アミロイドーシスの検査結果は現時点では陰性。
　これらを念頭に検査に臨みましょう！

心エコーカンファレンス

1）術前検査

技師A 左室心筋重量は238.5g/m²と異常に重く、心筋輝度は上昇しています。また左房や右心室の壁も肥厚し、壁運動は両心室ともに低下しています。房室弁の輝度も上昇していると思います（図3-①②）。こんなに心筋が厚くても心電図が低電位傾向なので、心アミロイドーシスを疑いたいですが……。
　でも、生検では否定されてますし……何か別の二次性心筋症なのでしょうか？

医師 これだけ心筋重量が増加しているのに、心電図で低電位傾向があるのは矛盾していますね。一般的な高血圧心とは違います。そして、心房壁や右心室も肥厚しており房室弁のエコー輝度が高いので（図4）、やはり心アミロイドーシスを疑います。この症例は腹壁脂肪と消化管粘膜の生検をしていますが陰性でした。でも、心筋生検はしていません。一般に生検の診断率は必ずしも高いとはいえません。だから、生検をして陰性であったとしても心アミロイドーシスを否定することにはなりません。この症例は、心不全を繰り返していて、重症僧帽弁閉鎖不全（MR）を生じて

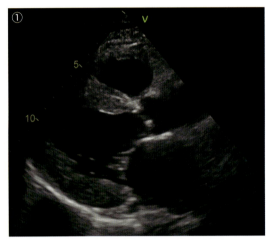
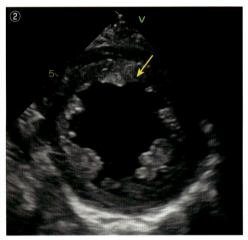

図3 ①胸骨左縁長軸像と②胸骨左縁短軸像（乳頭筋レベル）
遠心性肥大、左室心筋輝度の上昇を認める。

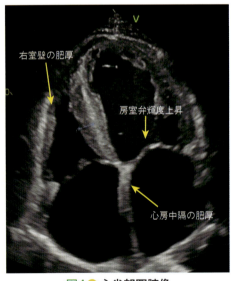

図4 心尖部四腔像
右室壁の肥厚、心房中隔の肥厚、房室弁のエコー輝度の上昇、両心室の壁運動低下を認める。

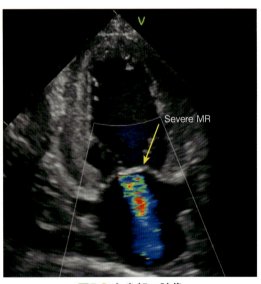

図5 心尖部二腔像
severe MRを認める。

いますね（図5）。外科的にMRを治療して心不全を軽減させる治療方針ですが、そもそもの心筋自体が治らないと心不全は繰り返す可能性があるので、心臓精査が必要です。外科の先生に報告しましょう。

技師A　外科医に報告し、手術中に生検を追加してもらうことになりました。

2）術後の後日検査

医師　この間の心アミロイドーシス疑いの患者さんの病理結果がでました。手術中に置換で切除した僧帽弁と左室心筋、両心房筋を病理に出したのですが、心房筋のみからアミロイドが検出されました。

技師A　そんなに組織をとってきても、心房壁からしか検出されないんですね。生検したからといって診断を否定できるのもではないことがよくわかりました！

医師　この症例を復習すると、これまで心エコーの報告書の記載には二次性心筋症という心エコー診断をされてきましたが、今回は心アミロイドーシスを強く疑い主治医に報告したことで、精査に進み診断することができました。何か強く疑う所見がある場合は積極的に主治医に伝えましょう！　伝わらない報告書は何も言わないことと一緒です。心アミロイドーシスは進行する前に診断することが重要なので、もっと積極的に報告書に書いてくださいね。

技師A　わかりました。

医師からのワンポイント解説

❶アミロイドーシスとは？

　アミロイドーシスは、アミロイドと呼ばれる線維性タンパクが心臓、肺、腎、脾、消化管などの臓器に沈着する全身性疾患です。このうち心臓にアミロイドタンパクが沈着したものが心アミロイドーシスと呼ばれ、心機能障害をきたします。拡張障害が主体ですが、進行すると収縮障害を伴い、心不全を発症します。また、心室壁はアミロイドタンパクが蓄積するために見かけ上肥厚して観察されます。蓄積は、右室、弁、心房筋、乳頭筋にも観察されることがあります。心病変を合併しやすいものに、ALとATTRアミロイドーシスがあります。ATTRアミロイドーシスは高齢者の老人性アミロイドーシスで有効な治療法がありませんが、多発性骨髄腫を含む免疫グロブリン異常に合併するALアミロイドーシスは治療できる可能性があります。

●**アドバイス**

心エコー検査では上記の所見のほかに、左房機能障害から診断する試み[2]や、2D speckle tracking法を用いてlongitudinal strainが基部から障害されるものの、心尖部strainが保たれるapical sparingが報告されています[3]。よく似た心エコー所見を呈する疾患としてFabry病やDanon病などの糖原病があります。Fabry病はα-galactosidaseの測定で診断でき、酵素補充療法で治療できます。Danon病は非常にまれな遺伝性疾患で、若年から発症し、有効な治療は心移植のみです。

❷**高血圧心との違い**

同じ求心性肥大でよく出合う疾患に高血圧心があります。肥大様式はどちらも求心性肥大から始まりますが、収縮機能障害が起こると高血圧心では遠心性肥大を呈して、心アミロイドーシスの著明な心室壁厚増大を残したままの形態とは異なってきます。さらに、表1のとおり両者は肥大の要因、拡張機能障害の程度、右室壁厚増加の有無、心電図変化が異なり、診断の手助けになる場合があります。

高血圧心は高血圧による左室負荷で左室壁が肥厚しますが、心アミロイドーシスは左室壁内のアミロイドタンパク蓄積が壁厚増加の原因です。このため拡張機能障害は心アミロイドーシスでより顕著です。また、右室の壁厚増加は、高血圧心ではほとんど見られませんが、心アミロイドーシスでは右室壁にアミロイドタンパクの蓄積があると認めることがあります。心電図所見は、高血圧心では心筋細胞の肥大により左室高電位となりますが、心アミロイドーシスでは四肢誘導の低電位が特徴です。

表1 ● 高血圧心と心アミロイドーシスの違い

	高血圧心	心アミロイドーシス
肥大要因	高血圧による左室負荷	アミロイドタンパクの左室壁内蓄積
拡張機能	軽度～高度	高度
右室肥大	－	＋
心電図	左室高電位	四肢誘導の低電位

《引用・参考文献》
1）堀正二監修. 図解 循環器用語ハンドブック. 第3版. 東京, メディカルレビュー社, 2015.
2）Banypersad, SM. et al. Updates in cardiac amyloidosis: a review. J Am Heart Assoc. 1(2), 2012, e000364.
3）Drazner, MH. The progression of hypertensive heart disease. Circulation. 123(3), 2011, 327-34.

［窪田由季］

CASE 05
運動負荷心エコーでスポーツマン心臓と診断

> **患者サマリー** 24歳、男性。
> 主訴：胸のピリピリ感。
> 既往歴：なし。喫煙なし、機会飲酒。

事前情報チェック

1）12誘導心電図所見（図1）

有意なST変化や左室肥大は見られません。

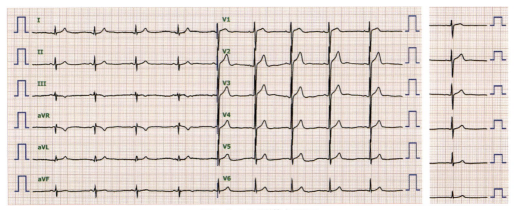

図1 ● 12誘導心電図

2）血液データ所見（表1）

血液データでは、CKやNT-proBNPの上昇は見られません。

> **心エコー検査のポイント**
>
> 心電図、採血から明らかな心臓の異常を指摘できない場合、胸痛の原因となる虚血性心疾患、大動脈解離、肺血栓塞栓症、大動脈弁狭窄症、心膜炎などの有無を心エコー検査で見ていきましょう。

表1 ● 血液データ

項目	結果値	基準値	単位	判定
総タンパク	7.4	6.5-8.2	g/dL	
総ビリルビン	0.6	0.3-1.2	mg/dL	
ALP	219	104-338	U/L	
AST（GOT）	**51**	10-40	U/L	**高値**
ALT（GPT）	**138**	5-45	U/L	**高値**
LDH	193	120-245	U/L	
γ-GTP	**80**	M 79以下	U/L	**高値**
CPK	98	M 50-230	U/L	
総コレステロール	**298**	150-219	mg/dL	**高値**
中性脂肪	**284**	50-149	mg/dL	**高値**
HDLコレステロール	51	M 40-80	mg/dL	
LDL-C（計算）	**190**	70-139	mg/dL	**高値**
グルコース	95	70-109	mg/dL	
尿酸	**7.9**	M 3.6-7.0	mg/dL	**高値**
尿素窒素	16.3	8.0-20.0	mg/dL	
クレアチニン	0.88	M 0.65-1.09	mg/dL	

項目	結果値	基準値	単位	判定
ナトリウム	142	135-145	mEq/L	
カリウム	4.3	3.5-5.0	mEq/L	
クロール	104	98-108	mEq/L	
マグネシウム	2	1.7-2.6	mg/dL	
NT-proBNP	5未満	125以下	pg/mL	
白血球	6420	3500-9700	/μL	
赤血球	**581**	M 438-577	10^4/μL	**高値**
ヘモグロビン	17.3	M 13.6-18.3	g/dL	
ヘマトクリット	**52.7**	M 40.4-51.9	%	**高値**
血小板	20.8	14.0-37.9	10^4/μL	
MCV	91	M 83-101	fL	
MCH	29.8	M 28.2-34.7	Pg	
MCHC	32.8	M 31.8-36.4	%	

心エコーカンファレンス

技師B：心エコー検査では両心室の拡大と、び慢性の壁運動低下を認めましたが、心拡大の原因となる弁膜症や短絡疾患はありませんでした（図2）。壁運動低下の原因もわかりません。

医師：心室拡大と壁運動低下をきたす疾患にはどんなものがありますか？

技師B：壁厚は均一で肥厚・菲薄化はしておらず、肥大型心筋症（HCM）や拡張相肥大型心筋症（DHCM）ではなさそうです。右室に心室瘤もありません。なぜ心臓が拡大し壁運動が悪いのでしょうか？

医師：若くて原因不明の軽度心拡大と壁運動低下……もちろん虚血や、心筋症、心筋炎後

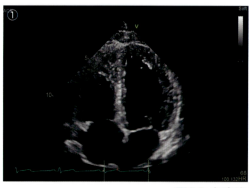 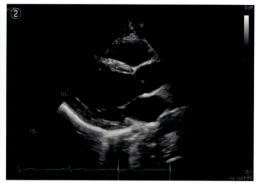

図2 ● 来院時の心エコー画像
①心尖部四腔像（4CV）、②傍胸骨長軸像（LAX）
【心エコー所見】
Wall motion：LV；diffuse mild hypokinesis、RV；全体に収縮低下、Wall thickness：W.N.L、Chamber size：LV、RV拡大（＋）、EF 48.2％、LVDd 52.5mm、LVDs 38.4mm

などの鑑別は最初に必要ですが、そのほかに、甲状腺疾患、栄養不良、ビタミン欠乏、アルコール、スポーツマン心臓も頭に入れておく必要がありますね。この症例は、栄養状況はよいし、アルコール歴もありません。甲状腺ホルモンは測定していませんが、頻脈がないので可能性はやや低いですね。最初に鑑別すべき疾患も考えにくい場合、スポーツマン心臓の可能性を推測します。

技師B スポーツをすると心臓が大きくなることがあると聞いたことがあります。

医師 大きくなるだけではなく、機能的な変化も見られるんですよ。

医師からのワンポイント解説

❶スポーツマン心臓とは？

スポーツマン心臓とは激しい運動を継続的に行うことにより、心臓に構造的・機能的変化が起こった状態で、病的なものではなく、心臓の生理的な適応現象です。

❷どのような変化が起こるのか？

連続的に心筋に負荷がかかると筋線維を増強して対応しようとします。激しい運動を続けることで、心室内腔の拡大や筋増大が見られ、心拍出量は増加します。心拍出量が増加することにより拍出効率がよくなり、少ない心拍数でも循環を保てるため、安静時では徐脈傾向となります。

スポーツをする人すべてに見られる現象ではありません。スポーツの種類によって心臓の反応が異なり、心臓の形態が異なります。

①等張性運動：マラソン、クロスカントリーなど

左心室はしなやかで拡大します。左房は小さめ。

心拍数は上がるが血圧はそれほど上がらない運動。心臓の形態はDCMに似ています。

②等尺性運動：重量挙げ、柔道、自転車競技など

心筋肥大中心の変化をします。アメリカではHCMに分類されています。

心拍数は上がらず、血圧が上がる運動。心臓の形態はHCMに似ています。

医師 多くは運動をやめて1年程度で元の心臓に戻るといわれていますが、まれに運動をやめてもスポーツマン心臓が残る人もいるようです。EFが50％未満では心筋症も鑑別に挙がります。患者さんは何か運動をされていましたか？

技師B この患者さんにスポーツ歴を聞いてみると、17歳から5年間はテニスをかなりがんばってやっていたそうですが、最近は激しい運動はしていないとのことでした。

表2 ● エルゴメーター運動負荷心エコー

	安静時	負荷中			負荷後		
		3分後	6分後	9分後	3分後	6分後	9分後
血圧（mmHg）	126/74	147/81	172/84	201/91	159/88	134/84	132/82
EF（%）	58.3	57.9	71	74.8	60.4	56.8	59.5
EDV（mL）	110.5	149.3	144	118.4	78.8	89.4	61.4
ESV（mL）	46.1	62.8	41.9	29.9	31.2	38.6	24.8
SV（mL）	84.5	100	93.7	85.4	60.8	53.9	69.3
CO（L/min）	7.2	10.8	11	11.6	6.1	5.3	6.3
HR（bpm）	85	108	118	137	101	99	92

THR 160bpm、負荷中止基準：下肢疲労。
運動負荷9分後で左室EDVが小さくなっているのは、頻脈で拡張期が短く、流入血流量が低下し、左室が広がりきれなかった可能性が考えられる。

医師 最近は運動をしていないのですね。

技師B 2年前までテニスをしていたので、スポーツマン心臓の名残と考えていいのでしょうか？

医師 その可能性もありますが、心エコー検査だけではスポーツマン心臓と心筋症の鑑別は難しいです。スポーツマン心臓は、運動の種類や負荷の程度によって心臓に起こる変化に違いがあるため、はっきりとした正常範囲はもうけられていません。スポーツマン心臓と考えられていても、実際には心筋症である可能性もあるため、安易な診断をしてしまうのは危険です。心筋症が否定できない場合は、経過観察も重要です。運動耐容能と心機能の関係を見るために、運動負荷心エコーによる心機能改善の有無を確認してもらうことにしましょう。

技師B 2日後に行ったエルゴメーター運動負荷心エコーの結果です（表2）。

医師 エルゴメーター運動負荷心エコーでは、負荷開始直後から、左室収縮の亢進とSVの増加が見られていますね。

技師B はい。負荷を中止すると左室は収縮低下しEDVは減少しています。

医師 このように運動負荷で心機能亢進を認めたため、安静時の心機能低下の原因としてスポーツマン心臓を疑ってもいいですね。スポーツ歴は大変参考になります。ただ、診断を決めつけないで、虚血や心筋症、二次性心筋症、心筋炎後の可能性は消さずに経過をみることが重要だと思います。

医師からのワンポイント解説

● スポーツマン心臓と鑑別が必要な心筋症と鑑別ポイント

①肥大型心筋症（hypertrophic cardiomyopathy；HCM）
HCMでは壁厚15mm以上、IVS/PW＞1.3、LVDd＜45mm、拡張能低下（E/A＜1、s'＜9cm/s、e'＜8cm/s）などがスポーツマン心臓との鑑別点です[1]。

②不整脈源性右室心筋症

（arrhythmogenic right ventricular cardiomyopathy；ARVC）

右室優位の拡大、右室の収縮・拡張能低下が見られます。右室起源の持続性心室頻拍を発症することがあります。右室心筋に脂肪変性や線維化が生じることがあります。右室拡大・壁運動異常はび慢性に認めるだけでなく、限局性にも拡大、壁運動異常、壁の菲薄化や瘤化を認めることがあります。特に右室流入路、右室心尖部、右室流出路に瘤化や菲薄化が起こりやすいといわれています[2]。

③拡張型心筋症（dilated cardiomyopathy；DCM）

進行性の心拡大と収縮低下を生じる疾患です。遺伝子異常やウイルス感染、自己免疫疾患などが関与していると考えられています。左室は特に短軸方向に拡大し、球状に近づきます。び慢性の左室壁運動低下や壁の菲薄化を認めます（局所的に壁運動異常を呈する場合もあり）[2]。

④二次性心筋症

アルコール性心筋症やビタミン欠乏性の心筋症、甲状腺機能亢進症による心筋障害は形態的に似ています。

●アドバイス

スポーツマン心臓は、上記の心筋症との鑑別が必要ですが、初期の場合は心エコー検査だけで鑑別することは困難です。鑑別診断や定期的なフォローが重要です。

《引用・参考文献》
1）泉知里．Dr.チサトの考えながら撮る心エコー．大阪，メディカ出版，2016，126-39．
2）増田喜一ほか編著．心臓超音波テキスト．第2版．日本超音波検査学会監修．東京，医歯薬出版，2009，157-84．

［千葉静香］

memo

低左心機能は奥が深い

Chapter 3

INTRODUCTION

左室壁運動低下の疾患に関する考えかた

　左室壁運動の低下した例では、図1のように考えて検査を進めていきます。冠動脈支配領域（図2）に合致しない壁運動低下の鑑別を、心エコー検査単独で行うには限界があります。しかし、特異的な所見や臨床所見を合わせると診断に近づけることができ、有益な情報を与えることができます。

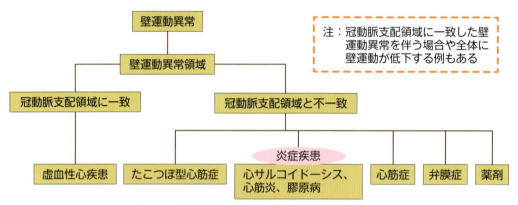

図1● 壁運動異常を認めた場合のフローチャート

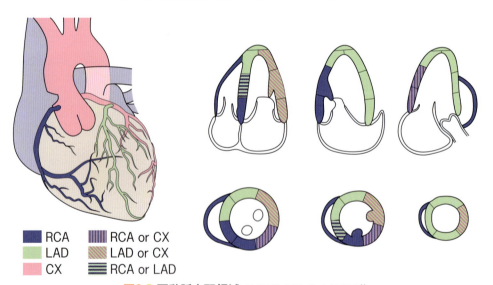

図2● 冠動脈支配領域（ASEガイドラインより引用）[1]

《引用・参考文献》
1) Lang, RM. et al. Recommendations for cardiac chamber quantification by echocardiography in adults: an update from the American Society of Echocardiography and the European Association of Cardiovascular Imaging. J Am Soc Echocardiogr. 28(1), 2015, 1-39.

［窪田由季］

CASE 06
低心機能で経過観察中、慢性心筋炎または心サルコイドーシスが疑われた

患者サマリー　73歳、男性。
1年前に完全房室ブロックに対してペースメーカ植込み。低左心機能（EF40％）。

事前情報チェック

1）12誘導心電図所見（図1）

ペースメーカ調律です。

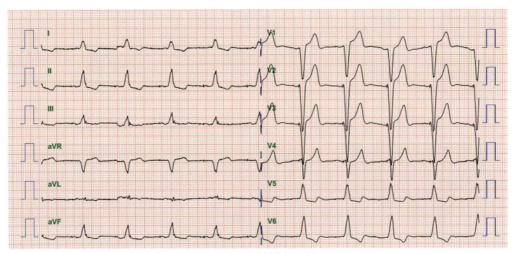

図1 ● 12誘導心電図

2）胸部X線所見（図2）

心胸郭比（CTR）60.9％と心拡大を認め、ペースメーカが植込まれています。

3）冠動脈造影所見

完全房室ブロック発症時の冠動脈造影検査では、狭窄病変は認めませんでした。

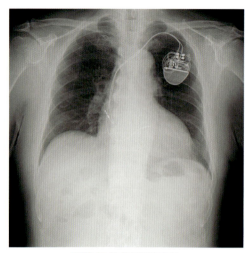

図2 ● 胸部X線写真

心エコー検査前のチェックポイント

❶完全房室ブロック。
❷冠動脈は正常。
❸低左心機能。

　完全房室ブロックの原因と、冠動脈は正常で低左心機能となっている原因は何か？　これらの臨床所見を念頭に検査に臨みましょう！

心エコーカンファレンス

 壁運動は全体に収縮が弱く、EFは40％です。
　前回検査と比べると後壁側の菲薄化が進んでいました。冠動脈造影検査で冠動脈は正常だったのに、どうして後壁側の心筋菲薄化が進行しているのかわかりません。あと、完全房室ブロックを伴っていましたが、心室中隔壁の菲薄化はありません（図3）。

 全体によく観察できていますね。前回検査時との動画を比べているところはとてもよいです。所見をまとめると、収縮は全体に弱く、心筋は全体に厚いところと薄いところがあって、薄いところは進行しているということですね。1年前の心エコー動画を確認すると、後壁側の心筋は薄いけどまだ厚みが残っていますね。完全房室ブロックを伴っていて、冠動脈支配に一致せず、心筋の一部だけが菲薄化し壁運動が悪くなる疾患は何ですか？

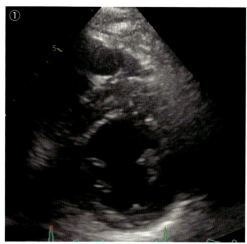 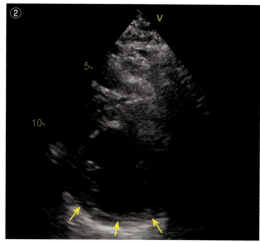

図3● 胸骨左縁短軸像
① 1年前：EF 40％、全体に壁が厚く、後壁側の心筋は薄い。
② 今回：EF 40％、後壁の心筋菲薄化が進行している。

技師A 心サルコイドーシス[1]と慢性心筋炎[2]です。薬剤性心筋障害[3]もあります。

医師 そうですね。房室ブロックと心エコー検査所見を合わせると、心筋障害を引き起こす薬剤使用の既往はないので、心サルコイドーシスと慢性心筋炎を疑います。進行しているようなので、主治医に連絡してください。

医師からのワンポイント解説

●心筋炎の病態

　心筋炎は心筋に炎症が生じる疾患で、心膜炎も合併することがあります。心筋炎の原因の多くは、ウイルス性なのでステロイド治療は薦められていません。一方、好酸球性、巨細胞性、膠原病の心筋炎や心サルコイドーシスは適切にステロイド治療を行うと予後を改善できるので、心エコーで積極的に診断する価値があります。薬剤性心筋障害は、がん治療に使われるアントラサイクリン系やチロシンキナーゼ阻害薬が有名です[3]。

　急性心筋炎では浮腫と白血球浸潤で心筋は肥厚し、エコー輝度が低下します。急性心筋炎のうちfluminant typeというCPKが万単位の異常高値を示し、心筋が一気にほとんど動かなくなる劇症型の心筋炎では、急性期の間、人工心肺など（PCPS、IABP、LVAD）でのりきると、心機能が回復する可能性があります。一方、CPKが1,000 IU/L未満の上昇にとどまりますが、長く増加が持続するタイプでは生存心筋が徐々に少なくなり、結果として心機能低下が重症化するので、経験的に予後不良に感じます。それから、心房細動や重篤な心室性不整脈は予後を悪化させます。

●**アドバイス**

心筋が広範囲に動かなくなると左室内に血栓ができることがあり、塞栓症の原因となります。特にLAVDやPCPS作動中に左室内血栓ができやすくなりますので、注意して観察しましょう。また、僧帽弁や三尖弁の逆流も重篤な急性心筋炎ではしばしば見られます。

《引用・参考文献》
1）Birnie, DH. et al. Cardiac Sarcoidosis. J Am Coll Cardiol. 68(4), 2016, 411-21.
2）Fung, G. et al. Myocarditis. Circ Res. 118(3), 2016, 496-514.
3）Campia, U. et al. Cardio-Oncology：Vascular and Metabolic Perspectives: A Scientific Statement From the American Heart Association. Circulation. 139(13), 2019, e579-e602.

［窪田由季］

CASE 07
たこつぼ型心筋症の超急性期像

> **患者サマリー** 　86歳、女性。
> 左大腿骨頚部骨折で近医入院中。翌日に呼吸苦とSpO$_2$低下を認め、当院に救急搬送された。

事前情報チェック

1）12誘導心電図所見

　搬送直後の心電図では、洞調律で心拍数108回/分と頻脈ですが、この時点で明らかなST異常は認めませんでした（図1）。心エコー検査終了40分後に突然、胸痛とⅠ、Ⅱ、Ⅲ、aV$_F$、V$_2$〜V$_6$誘導でST上昇を認めました（図2）。

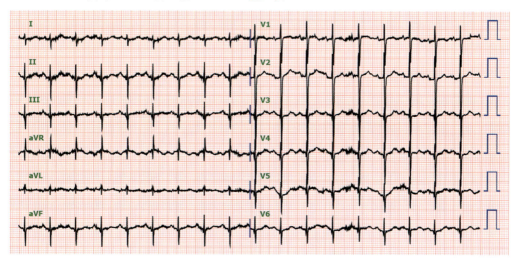

図1 ● 救急搬送直後の12誘導心電図

2）胸部X線所見

　心胸郭比（CTR）40.3％と明らかな心拡大は認めませんでした。

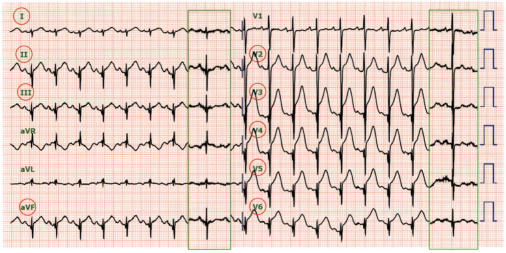

図2 ● 1回目心エコー検査終了40分後の12誘導心電図

心エコー検査前のチェックポイント

❶ 1回目の心エコー検査前の心電図に変化はなかった。
❷ 1回目の心エコー終了40分後に突然広範囲なST上昇を認めた。
　壁運動異常があるのか？ あれば冠動脈支配領域に一致したものなのか？ これらを念頭に検査に臨みましょう！

心エコーカンファレンス

技師A 1回目の心エコー検査時の壁運動は良好だったので（図3）、症状は心疾患が原因ではないと思っていました。後からST上昇と壁運動異常（図4）が出てきてびっくりしました。

医師 そうですね。初回検査時では心電図でST異常はないし、壁運動も異常なし。これだけでは「異常なし」とレポートに書いてしまいますね。ところで、2回目の心エコーは心電図変化が出てから何分後に行ったんですか？

技師A はい。10分後です。

医師 それはすごい！ では、2回目の心エコー検査時に認めた壁運動異常から何を考えますか？

技師A 左室の中部と心尖部に壁運動異常があったので、大きな左前下行枝の虚血か、たこつぼ型心筋症を疑います。

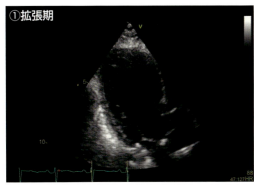 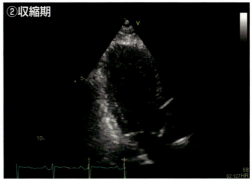

図3 ● 救急搬送後の1回目の心エコー検査（心尖部長軸像）
壁運動低下は認めない。

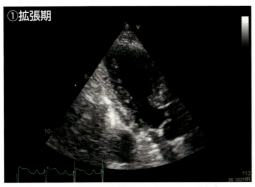 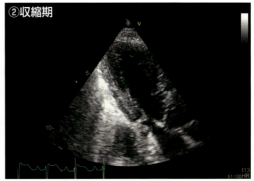

図4 ● 2回目の心エコー検査：ST上昇から10分後（心尖部長軸像）
左室中部と心尖部に壁運動低下を認めた。

医師 そうですね。ただ、一般的な左前下行枝領域の虚血にしては壁運動低下領域が広すぎますね。心電図はどう解釈しますか？

技師A Rの波高が保たれたままのST上昇を広範囲に認めるので、たこつぼ型心筋症に矛盾しないと思います。

医師 そのとおり。たこつぼ型心筋症は異常Q波が出にくいことも特徴です。心エコー検査でほかに気をつけてみる部位は何かありますか？

技師A えーと、心室中隔基部が過収縮するので、左室流出路狭窄が起きていないかチェックが必要です。

医師 そうですね。たこつぼ型心筋症では、右室に壁運動異常を伴うことが比較的少ないです。これが正常なら、たこつぼ型心筋症を疑う根拠のひとつになります。
たこつぼ型心筋症の合併症は、心原性ショック、左室流出路狭窄、心内血栓、心室性不整脈、非常にまれですが心破裂が報告されています。また、最近の報告では、壁運動低下が残る例や再発する例もあるので注意が必要ですね。冠動脈エコーも加えて施行してみると、もっとよかったですね。

もし、このときに左前下行枝末梢側の冠動脈血流がとらえられて、それが正常波形であったら、完全に虚血は否定できないけれど、より、たこつぼ型心筋症を疑うことができたと思います。

いずれにせよ、今回は発症から10分という、たこつぼ型心筋症の超急性期をとらえた貴重な経験でしたね。

技師A はい！ ありがとうございます。これから、冠動脈エコーにもトライしてみようと思います！

＊本症例の造影画像を図5、6に示します。

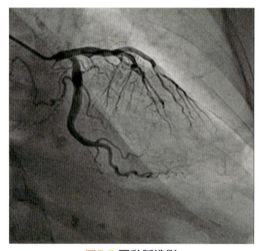

図5 ● 冠動脈造影
有意狭窄なし。

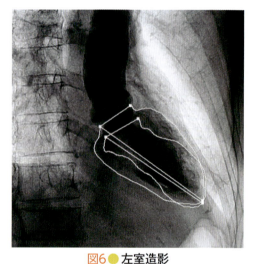

図6 ● 左室造影
心基部過収縮とapical ballooningを認めた。

医師からのワンポイント解説

●たこつぼ型心筋症とは？

　たこつぼ型心筋症は心因的、身体的なストレスにより発症することが知られており、男女比は約1：7と圧倒的に女性優位に発症するとされています。2004年10月の新潟県中越地震被災者にたこつぼ型心筋症が多く認められたという報告もあります[1]。

　たこつぼ型心筋症の原因については、2016年にCirculation journalでreviewされています[2]。原因として、冠動脈微小循環障害が最も有力です。

●アドバイス

　たこつぼ型心筋症の形態的変化は有名ですが、発症直後の時間経過と壁運動異常出現の関係を観察できた報告はありません。その意味で本症例は大変貴重です。本症例はST異常の10分後に心エコーが記録され、そのときすでに典型的な左室壁運動異常が観察されたので、たこつぼ型心筋症の壁運動異常は発症後すぐに出現する可能性が示唆されます。

《引用・参考文献》
1) Tagawa,M. et al. Transient left ventricular apical ballooning developing after the Central Niigata Prefecture Earthquake：two case reports. J Cardiol. 48(3), 2006, 153-8.
2) Vitale,C. et al. Role of coronary microvascular dysfunction in takotsubo cardiomyopathy. Circ J. 80(2), 2016, 299-305.

［窪田由季］

memo

右室がからむと途端に面倒になる？

Chapter 4

INTRODUCTION

右室拡大を認めたらどう考える?

　右室拡大を認めた場合、図1のフローチャートの順で考えます。
　右室拡大の原因疾患は、大きく①**容量負荷疾患**、②**圧負荷疾患**、③**右室心筋疾患**の3つに分類されます。右室は容量負荷で拡大するだけでなく、左室に比べて心筋が薄いため後負荷(圧負荷)に弱く、肺動脈圧が上昇(肺高血圧)すると、比較的容易に拡大します。

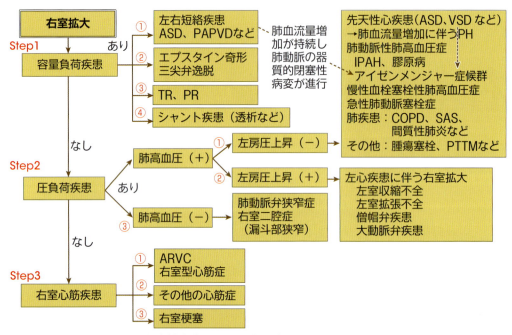

図1　右室拡大を認めた場合の考えかたのフローチャート

ASD:心房中隔欠損症、PAPVD:部分肺静脈還流異常症
ARVC:不整脈原(源)性右室心筋症、VSD:心室中隔欠損症、PH:肺高血圧
IPAH:特発性肺動脈性肺高血圧症、COPD:慢性閉塞性肺疾患、SAS:睡眠時無呼吸症候群
PTTM:pulmonary tumor thrombotic microangiopathy(肺動脈微小腫瘍塞栓)

Step 1：まずは容量負荷疾患(右室流入量が増大する疾患)を考える
❖**容量負荷の場合は拡張期の左室扁平化をきたす：心室中隔の奇異性運動**

①左右短絡疾患(ASD、PAPVDなど)
　肺血流増加が持続し肺動脈の器質的閉塞性病変が進行すると肺高血圧となり、体血圧を凌駕した場合に右→左シャントも生じるようになり、アイゼンメンジャー症候群となります。
②エプスタイン奇形、三尖弁逸脱を原因とするTR
③②以外の原因のTR、PR

④シャント疾患：透析患者のシャントは最も遭遇する容量負荷
＊容量負荷は見られるが、明らかな流入量増大の原因が経胸壁心エコー検査で見つけられない場合は、他の検査法により短絡部位を検索します。

Step 2：容量負荷疾患がない場合は次に圧負荷疾患を考える
❖圧負荷の場合は収縮末期から拡張早期の左室扁平化をきたす

①肺高血圧（＋）、左房圧上昇（－）
- 先天性心疾患（ASD、VSDなど）→肺血流量増加に伴うPH
- 肺動脈性肺高血圧症：IPAH、膠原病、アイゼンメンジャー症候群（左右短絡疾患のため肺血流増加が持続し肺動脈の器質的閉塞性病変が進行）
- 慢性血栓塞栓性肺高血圧症
- 急性肺動脈塞栓症
- 肺疾患：COPD、SAS、間質性肺炎など
- その他：腫瘍塞栓、PTTMなど

②肺高血圧（＋）、左房圧上昇（＋）：左心疾患に伴う右室拡大→左室収縮不全、左室拡張不全、僧帽弁疾患、大動脈弁疾患

③肺高血圧（－）：肺動脈弁狭窄症、右室二腔症（漏斗部狭窄）

用語解説 【肺高血圧】

平均肺動脈圧≧25mmHg（右心カテーテル検査）
心エコーでは平均肺動脈圧を求めることが難しいため、一般的に推定右室収縮期圧＞30〜35mmHgで肺高血圧と判断します。肺動脈弁狭窄症や右室二腔症がない場合、肺動脈収縮期圧は右室収縮期圧とほぼ等しいと考えられます。ただ、心エコーで求められる推定右室収縮期圧の値にはばらつきがあり、正確性にはやや欠けます。

Step 3：流入量増大・圧負荷がない右室拡大時の除外診断として、右室心筋疾患を疑う
❖右室心筋疾患では肺血流量（Qp）は増大せず心室中隔奇異性運動はきたしにくい

①ARVC、右室型心筋症
②その他の心筋症
③右室梗塞

[大野誠子]

CASE 08
慢性心不全の急性増悪をきたした長期間未治療の大きな欠損孔の心房中隔欠損症

> **患者サマリー** 86歳、女性。
> **主訴**：呼吸苦。
> 幼少期より心房中隔欠損症（ASD）を指摘されるが未治療で経過。
> 他院で3カ月前から心房細動、慢性心不全で経過観察されていたが、心不全の急性増悪を認めたため、加療目的で当院搬送。

事前情報チェック

1）12誘導心電図所見（図1）
　不完全右脚ブロックに加えて、右軸偏位、右室肥大、心房細動が見られ、心電図からも心房中隔欠損を疑います。

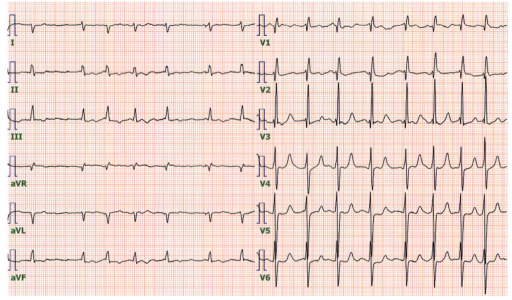

図1 ● 12誘導心電図

心房中隔欠損症と房室中隔欠損症を疑う心電図所見

❶心房中隔欠損症を疑う心電図所見：不完全右脚ブロック、右軸偏位、V₄誘導の孤立性陰性T波[1]
❷房室中隔欠損症を疑う心電図所見：不完全右脚ブロック、左軸偏位、PR間隔の延長[1]

　本症例心電図では、V₄誘導の孤立性陰性T波は見られませんが、不完全右脚ブロック、右軸偏位が見られています。軸偏位までの条件がそろうことは必ずしも多くはないですが、特に不完全右脚ブロック例では心エコー検査時に心房中隔の左右シャントの有無の確認は必須となります。

2）血液データと胸部X線所見

　血液データ（表1）でNT-proBNPは25,027pg/mLと異常高値を示し、治療対象となる心不全の可能性が非常に高く、心エコー検査を含む検査を早期に実施し、原因検索を行わなければならないレベルです。また、腎機能や肝機能の低下も見られ多臓器不全の状態と考えられるため、早急に治療方針を決定する必要があります。

表1 ● 血液データ

項目	結果値	基準値	単位	判定	項目	結果値	基準値	単位	判定
総タンパク	5.8	6.5-8.2	g/dL	低値	ナトリウム	134	135-145	mEq/L	低値
総ビリルビン	2.4	0.3-1.2	mg/dL	高値	カリウム	5.7	3.5-5.0	mEq/L	高値
ALP	153	104-338	U/L		クロール	96	98-108	mEq/L	低値
AST（GOT）	566	10-40	U/L	高値	TSH	9.03	0.50-5.00	μIU/mL	高値
ALT（GPT）	436	5-45	U/L	高値	遊離T4	1.34	0.90-1.70	ng/dL	
LDH	1244	120-245	U/L	高値	NT-proBNP	25027	125以下	pg/mL	高値
γ-GTP	48	F 48以下	U/L		白血球	7930	3500-9700	個/μL	
CPK	383	F 50-210	U/L	高値	赤血球	346	F 376-516	10^4/μL	低値
総コレステロール	188	150-219	mg/dL		ヘモグロビン	11.5	F 11.2-15.2	g/dL	
中性脂肪	40	50-149	mg/dL	低値	ヘマトクリット	34.9	F 34.3-45.2	%	
HDLコレステロール	32	F 40-90	mg/dL	低値	血小板	11.7	14.0-37.9	10^4/μL	低値
LDL-C（計算）	148	70-139	mg/dL	高値	MCV	101	F 80-101	fL	
HbA1c	6.1	4.6-6.2	%		MCH	33.2	F 26.4-34.3	pg	
グルコース	155	70-109	mg/dL	高値	MCHC	33.0	F 31.3-36.1	%	
尿酸	11.2	F 2.7-7.0	mg/dL	高値	PT	60以上	10.0-13.0	秒	高値
尿素窒素	54.3	8.0-20.0	mg/dL	高値	PT-INR	換算不可	0.90-1.13		
クレアチニン	2.42	F 0.46-0.82	mg/dL	高値	APTT	200以上	26.0-38.0	秒	高値
CRP	0.55	0.30以下	mg/dL	高値	Dダイマー	23.8	1.0以下	μg/mL	高値

　胸部X線写真（図2）では心胸郭比（CTR）69.7％と拡大を認め（臥位で撮影のため参考値）、肺うっ血、胸水を認めます。

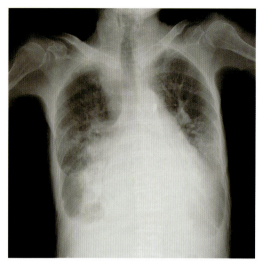

図2 ● 胸部X線写真

心エコー検査前のチェックポイント

❶心電図で不完全右脚ブロック、右軸偏位、右室肥大、心房細動を認める。
❷血液検査でNT-proBNPが異常高値。
❸X線写真にて、心拡大、肺うっ血所見、胸水貯留を認める。
　以上3点を念頭に心不全の急性増悪の原因は？ 心機能評価、ASD評価などについて精査するつもりで検査に臨みましょう！

心エコーカンファレンス

医師　心エコー検査の胸骨左縁左室長軸像では左室径よりも右室径が大きく、著明な右室拡大所見を認めますね（図3-①）。何が考えられますか？

技師B　右室拡大で考えると、容量負荷疾患、圧負荷疾患、右室心筋疾患などいろいろ考えられます。

医師　では、どう考えていけばよいでしょう？

技師B　まず容量負荷疾患の有無ですが、この症例は幼少期からASDの指摘があった方で、心エコーでも心窩部からの観察で欠損孔径が27mmの大きな二次孔型のASDが観察されました（図3-②）。

医師　では、ASDの容量負荷による右室拡大ということでよいでしょうか？

技師B　えーっと、圧負荷について左室のDシェイプ（+）（図4-①）、TRPG 42.7mmHg（図4-②）、下大静脈径は21.2mmと拡大し（図4-③）、呼吸変動が乏しいため推

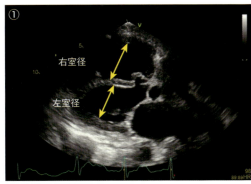
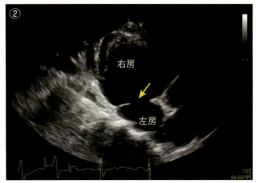

図3 ● 胸骨左縁左室長軸像（LAX）と心窩部四腔断面像

①LAX：左室径より右室径が大きく、著明な右室拡大を認める。
②心窩部四腔断面像：心房中隔に径27mmの大きな二次孔欠損型の欠損孔を認める（矢印）。

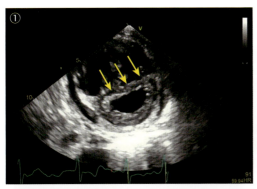
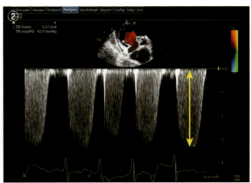
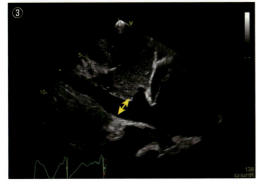

図4 ● 胸骨左縁左室短軸像（SAX）と右室-右房間収縮期最大圧較差（TRPG）と心窩部下大静脈像

①SAX：左室がD型に扁平化（Dシェイプ）している。
②TRPG（矢印）は42.7mmHg。
③心窩部下大静脈像：下大静脈径（矢印）は21.2mmと拡大し呼吸変動が乏しいため、推定右房圧は15mmHg。

定右房圧を15mmHg[2]とすると、推定右室収縮期圧は57.7mmHgと上昇しており肺高血圧があると考えられます。

医師 推定右室収縮期圧が高いと肺高血圧といってよいでしょうか？

技師B あっ、肺動脈弁狭窄や右室二腔症を認めないことが前提です。

医師 そうですね。では、肺高血圧の原因として考えられるのは何でしょう？

技師B ASDやVSDなどの左右短絡のある先天性心疾患や、特発性肺動脈性肺高血圧症（IPAH）などの肺動脈性肺高血圧症、慢性血栓塞栓性肺高血圧症、急性肺動脈塞栓症、および慢性閉塞性肺疾患（COPD）、睡眠時無呼吸症候群（SAS）、間質性肺炎などの肺疾患が考えられます。また、左房圧上昇があれば左心疾患に伴う肺高血圧も考えます。

医師 この症例ではどうでしょう？

技師B この症例はASDがあるので、ASDに伴う肺高血圧と考えます。

医師 では、ASDに伴う肺高血圧による右室拡大ということでよいでしょうか？

技師B えーっと……心房細動を合併しており、三尖弁輪の拡大に伴う中等度〜重度TR（図5）も認めているため、TRによる容量負荷もあると考えます。

医師 そうですね。ASDと中等度〜重度TRによる容量負荷に加えて、肺高血圧による圧負荷の両方が右室拡大の原因となっているようですね。ASDのシャントフローは観察しましたか？

技師B はい。カラードプラでは、左→右シャント優位（図6-①）ですが、わずかに右→左シャントも確認されました（図6-②）。ドプラ波形（図6-③）でも右→左シャントが見られます。

医師 どうして、右→左シャントになるのでしょうか？

技師B えーっと、右房圧が左房圧より高くなると右→左シャントになるので……。
右房圧が高くなる理由として、ひとつは呼吸性が考えられます。吸気の際に静脈還流が増えて右房に戻る血流量が増加するため、右房圧が上昇することで右→左シャントとなります。
ほかには、著明な肺高血圧やTR-Jetが直接ASD孔に吹く場合などが考えられます。この症例では図6-②③のように右→左シャントが見られますが、右→左シャントが見られない心周期があるため、呼吸性の右→左シャントが一番疑われます。

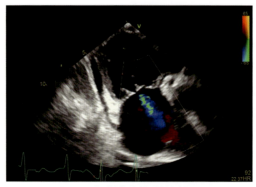

図5 ● 右室流入路長軸断面
TR-Jet面積は9.3cm^{2}と中等度から重症TRを認める。

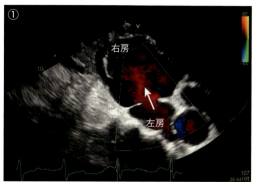
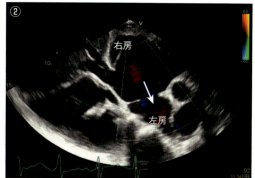
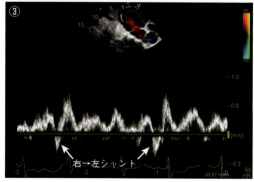

図6 ● 心窩部四腔断面像：ASDシャントフローとドプラ波形
① ASD左→右シャントフロー（矢印）
② ASD右→左シャントフロー（矢印）
③ ASDシャントフローのドプラ波形

医師 そうですね。大部分は左→右シャントとなっているから、肺動脈の器質的病変によるアイゼンメンジャー症候群（p.69参照）までは進行していないようですね。アイゼンメンジャー症候群への進行過程では、右房圧と左房圧がほぼ等圧となって、大きなASD欠損孔があっても、心エコー上シャントフローが確認できなくなる時期があるので、要注意ですね。

技師B なるほど！

医師 肺体血流比（Qp/Qs）は計測しましたか？

技師B はい。心房細動があるため、参考値となりますが、Qp/Qsは2.96と大きくシャント血流が多いことがわかります（図7-①〜④）。

医師 そうですね。欠損孔が大きくQp/Qsも2.96と大きくなっていますね。
この症例は、幼少期からASD未治療で経過したために徐々に右室拡大が進んできて、肺高血圧を呈し、右室の拡大が著明になって左室の拡張障害を引き起こしたために左房圧が上昇し、さらに心房細動が合併することで、心不全症状を呈したと考えられますね（図8）。

技師B なるほど！！ やっぱり右室拡大は奥が深いですね……。

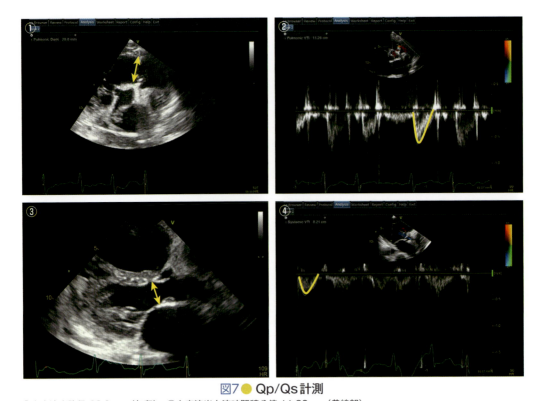

図7 ● Qp/Qs計測
①右室流出路径 28.0mm（矢印）、②右室流出血流時間積分値 11.26cm（黄線部）
③左室流出路径 19.1mm（矢印）、④左室流出血流時間積分値 8.21cm（黄線部）
①②から右室拍出量（Qp）が、③④から左室拍出量（Qs）がわかるため、その比がQp/Qsとなる。この症例ではQp/Qsは2.96と大きい（心房細動のため参考値）。

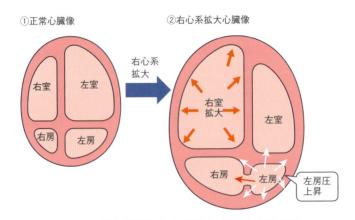

図8 ● 正常心臓像と右心系拡大心臓像の模式図
右心系が大きくなりすぎて左室が広がるスペースがないため、左室が大きくなれず（拡張障害）、左房圧が上昇する。

医師からのワンポイント解説

❶心房中隔欠損症の分類[3]（図9）

①一次孔欠損型：心房中隔下方の房室弁直上に欠損孔が存在します。不完全型房室中隔欠損症ともいいます。多くが僧帽弁前尖に裂隙（クレフト）を伴い僧帽弁逆流を合併します。

②二次孔欠損型：心房中隔の中央の卵円窩に欠損孔が存在します。全体の75％を占めます。

③静脈洞欠損型（上位・下位）：上大静脈流入部の上位欠損型と、下大静脈流入部の下位欠損型に分類されます。上位欠損型には部分肺静脈還流異常を伴うことがあります。

④冠静脈洞欠損型：冠静脈洞に欠損孔を認めるまれなタイプで、unroofed coronary sinus（屋根のない冠静脈洞）ともいいます。左上大静脈遺残を伴うことがあります。

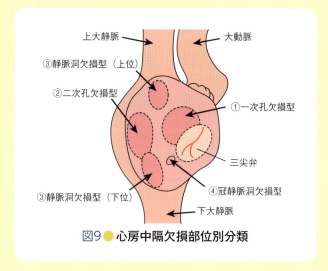

図9 ● 心房中隔欠損部位別分類

❷心房中隔欠損症の頻度

先天性心疾患の5.3〜10.7％[3]。

❸ASDで観察すべきアプローチ部位

①胸骨左縁四腔断面（図10-①②）

②胸骨左縁短軸断面（大動脈弁口レベル）（図11-①②）

③心窩部四腔断面（図3-②、図6-①②）

④右胸壁アプローチ水平断面・矢状断面（図12-①②）

右側臥位胸骨右縁第3、4肋間：心房中隔（IAS）が真横に描出でき、ASD欠損孔の位置やシャント血流を観察しやすい。

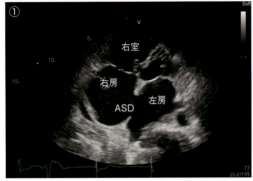
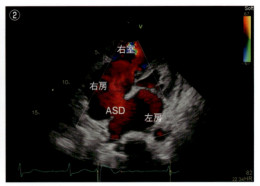

図10 ●胸骨左縁四腔断面

①Bモードで心房中隔に欠損孔が確認される。
②ASDシャントフローカラー像。

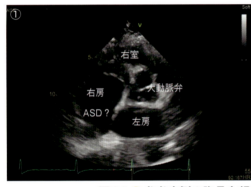
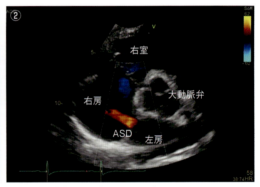

図11 ●参考症例の胸骨左縁短軸断面（大動脈弁口レベル）

①Bモードでは、心房中隔の欠損孔ははっきりしない。
②カラー像ではASDシャントフローが確認される。

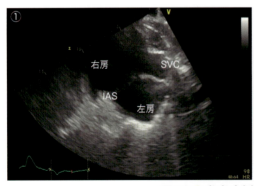
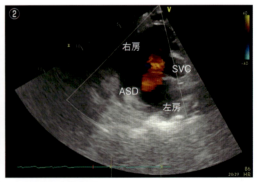

図12 ●参考症例の右胸壁矢状断面

①Bモードでは、心房中隔（IAS）が真横に描出されるが、心房中隔の欠損孔ははっきりしない。
②カラー像ではASDシャントフローが確認される。

❹ASDでの重要ポイント
●アドバイス

以下について、確認しましょう。
①欠損孔の部位（ASD型：図9）
②欠損孔の数と大きさ：欠損孔は1つとは限らないため、さまざまな角度から観察しましょう。
③シャント血流の方向（左→右、右→左など）：息こらえ、体位変換などで逆シャント（右→左シャント）の有無をチェックしましょう。
④Qp/Qs（肺体血流比）（図7-①～④）

❺ASDにほかの先天性心疾患の合併がないか探す
（疾患の診断方法などについては成書参照）
①PAPVD（部分肺静脈還流異常）、②左上大静脈遺残などの静脈系の異常、③Fallot四徴症、心室中隔欠損症など、④僧帽弁逸脱、⑤肺動脈弁狭窄症、⑥僧帽弁クレフト。

❻心房細動の合併
心房細動による左房拡大によりASD欠損孔が大きくなることがあります。

●アドバイス

ASDに心房細動が合併していると、カテーテルアブレーションだけではなく手術も検討されるので注意しましょう。

❼成人で発見されるASDの経過
幼児、小児期にはほとんど、またはまったく無症状で経過し、無治療のまま成人期、中年期にさしかかると、長期にわたる肺血流増加により肺血管床の内皮機能障害から肺高血圧症を呈することがあります。また、成人性心疾患（左心不全、弁膜症、冠動脈疾患、肺疾患、高血圧、膠原病など）の合併により病態に修飾がかかります。また、40歳以降には心房細動/心房粗動などの不整脈発生の頻度が増し、病態の悪化に関与します[3]。

❽治療方法
①カテーテルASD閉鎖栓留置：鼠径部から、折り畳みの傘のようなデバイスを留置して欠損孔を閉じる方法。
②開心手術：開胸し直接欠損孔を縫合閉鎖する直接閉鎖術、またはパッチ閉鎖術。

❾アイゼンメンジャー症候群とは？
①左→右シャントを有する先天性心疾患において、肺血流の増加が持続することにより肺動脈の器質的閉塞性病変が進行し肺高血圧となります。さらに肺高血圧が非可逆的になり左—右短絡の減少と右—左短絡の増加によりチアノーゼを呈するようになった病態です。生命予後は悪く、多くは30歳代後半から50歳代であり、最後の数年間は低酸素血症、不整脈、両心不全症状が強くなります[3]。

②左→右シャント血流を認めるASDの経過観察途中で、右房圧上昇や肺高血圧が出現し、左房→右房シャント血流がなくなった場合（even shunt）に、アイゼンメンジャー症候群が疑われるため、注意が必要です。ASDシャント血流が見られないと、直接欠損孔を見つけるしか確認方法がないため、経胸壁心エコーでのASD診断は困難となります。経胸壁心エコーで欠損孔が不明瞭の場合は、経食道心エコーでの確認が必要です。

⑩体位変換性低酸素血症（platypnea orthodeoxia syndorome；POS）

①臥位では正常ですが、坐位や立位で低酸素血症（起坐呼吸の逆）となる病態です。通常、立位・坐位では静脈還流が減るので右房圧は低下し、左→右シャントとなるはずが、坐位や立位で右→左シャント血流（＋）となりSpO_2が低下する症例があります。

②POSは、心房間短絡という解剖学的要素と、坐位・立位時に心臓の圧排や心房中隔の変形による短絡方向変化が惹起される機能的要素の、2つの要素が共存することにより発症すると考えられていますが、明らかな原因は不明です。

解剖学的要素としては、卵円孔開存（PFO）、心房中隔欠損などが挙げられ、機能的要素としては、肺気腫や肺動静脈奇形、肺塞栓症、肺切除後、収縮性心膜炎、脊柱側弯、肝硬変、大動脈過延長などが挙げられています[4]。

③SpO_2低下や片頭痛がある人は、小さいASDやPFOであっても治療対象となることがあります。

●アドバイス

心房中隔に交通がある場合に、息こらえや体位変換で右→左シャント血流がないか確認しましょう。

《引用・参考文献》
1）日本循環器学会. 循環器病の診断と治療に関するガイドライン（2007-2008年度合同研究班報告）：先天性心疾患の診断、病態把握、治療選択のための検査法の選択ガイドライン. http://www.j-circ.or.jp/guideline/pdf/JCS2010_hamaoka_h.pdf
2）Lang, RM. et al. Recommendations for Cardiac Chamber Quantification by Echocardiography in Adults：An Update from the American Society of Echocardiography and the European Association of Cardiovascular Imaging. J Am Soc Echocardiogr. 28, 2015, 1-39.
3）日本循環器学会. 成人先天性心疾患診療ガイドライン（2017年改訂版）. http://www.j-circ.or.jp/guideline/pdf/JCS2017_ichida_h.pdf
4）石黒卓ほか. 心房中隔欠損によるplatypnea-orthodeoxia症候群の1例. 日呼吸誌. 3(2), 2014, 287-92.

［大野誠子］

CASE 09
右心拡大と三尖弁逆流の原因を探る
部分肺静脈還流異常症の下大静脈還流型

> **患者サマリー**　58歳、女性。
> **主訴**：労作時の息切れ、歩行速度の低下。
> **既往歴**：高血圧、脂質異常症。
> 　数年前より他院にて高血圧治療開始、降圧薬を服薬中。初診時の胸部Ｘ線写真にて、右鎖骨欠損と右肩甲骨低形成、側弯を認め、先天性鎖骨偽関節症と診断。右肺に異常な血管影が確認されたことから、他の合併疾患を疑った。

事前情報チェック

1）12誘導心電図所見（図1）

洞調律、心拍数61回／分、V_1、V_2のR/S比がやや高値です。

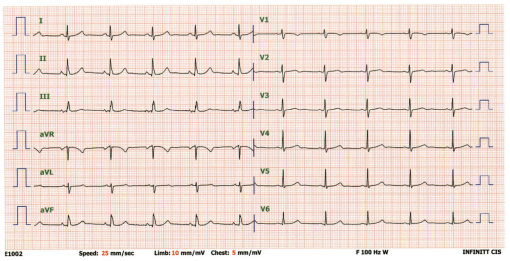

図1 ● 12誘導心電図

2）胸部Ｘ線所見（図2）

①右肺野に異常な血管影が見られます。
②側弯があります。
③右鎖骨が欠損しています。

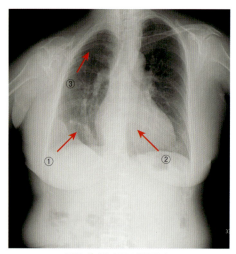

図2 ● 胸部X線写真

心エコー検査前のチェックポイント

❶ 胸部X線にて右肺に異常血管影を認める。
❷ 先天性骨格異常があり、他の先天性疾患の合併がないか確認する。
　以上を念頭に検査に臨みましょう！

心エコーカンファレンス

1）術前検査

医師　このX線写真では側弯と、右鎖骨欠損のインパクトが強いけれど、よく右肺を観察してみてください。何か変な感じがしませんか？

技師A　なにか弧を描くような影がある……？　ように見えます！

医師　そう！　普通はありませんよね。
先天的な病気が見つかった場合は、他の先天性異常がないか？　ということを常に考えましょう。

技師B　初回のエコーを撮ったときには、右房・右室が拡大していてmoderate TR（図3）ぐらいしか所見は指摘できませんでした。

医師　そうですね。初診のとき肺高血圧（PH）はなかったし、右心系の拡大くらいでしたからね。
このX線写真の血管影から、サイミター症候群（scimitar syndrome）の可能性も十分考えられると思って、CTと心エコーの再検査を依頼したんです。

技師B サイミター症候群?? とは何ですか?

医師 部分肺静脈還流異常症(partial anomalous pulmonary venous drainage;PAPVD)の下大静脈(IVC)還流型です。通常、左房につながるべき肺静脈が、左房以外の部位に還流する疾患のことです。右肺静脈が左房でなくIVCに異常に還流する血管影が、右肺に半円を描く様子がトルコの三日月刀(scimitar)のように見えることから、scimitar syndromeと呼びます。

だからエコーの再検査のときにはIVC周囲に異常血流がないか? 注意して検査してもらうようコメントをしたのです。CT(ここではわかりやすく術前の造影CT)画像(図4)を見てください。

正常者では右の肺静脈(青色)は左房に還流しますよね。本来還流すべき箇所図4中①②には何もなく、右肺静脈はIVC(薄緑)につながっていますね(図4中③)。

技師B 確かに! 本当ですね!!

医師 右肺静脈は上下ともすべてIVCに異常還流しています。でも、左肺静脈(赤色)

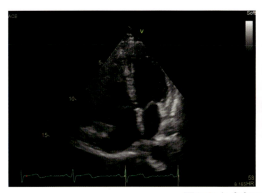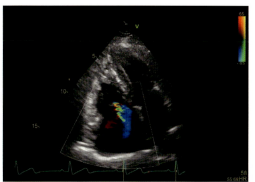

図3 心尖部四腔像(4CV)

右心房・右心室の拡大、moderate TR。

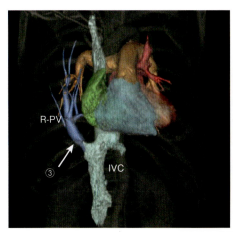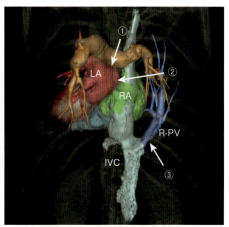

図4 造影CT画像

は正常に左房に還流していますよね。これで部分肺静脈還流異常症（PAPVD）の診断がつきます。

> 技師B　この右肺静脈が右肺の陰影として見えていたというわけですね……。

> 技師A　再来時に先生のアドバイスのとおり、IVC周囲によく注目して検査を行ったことで発見できました。

> 医師　図5の画像は心窩部viewですね。IVCが右房に還流するあたりを観察しているのだけれど、ちょうど肝静脈の付近で下方（深部）からIVCに向かって謎の血流がありますよね（矢印??箇所）。こんな位置にIVCに入ってくる血流はまずありません！　異常血流と判断できます。

> 技師B　これはなかなか気づかないですね……。

> 技師A　この異常血流のflowを撮ってみましたが、典型的なPVとはまた違うような……。でもIVC血流とはまったく違う波形でした（図6）。

> 医師　そうですね。典型的ではないけれどどちらかといえばPV血流に近いですね。異常血流を見たら、どこからどこに向かっている血流なのか、血流のflow patternも必ず撮ってみましょう。

> 技師A　今回は先生のアドバイスがあって検査をしたので、わたしも異常血流を発見することができましたが、ルーチン検査でIVCにカラードプラを当てることはまずないですし、なかなか発見も難しいですね…。

> 医師　そうですね。だからscimitar syndrome含めPAPVDはずっと気づかれず、術前のCT検査などではじめて発見されることがあります。症状も心不全やPHを起こすものから無症候なこともあり、さまざまです。右心系が拡大していて中等度以上のTRがあれば、シャント疾患の可能性もあると思って検査を進めてください。本症例のscimitar syndromeはX線の異常陰影があるので、これがヒントになりましたね。

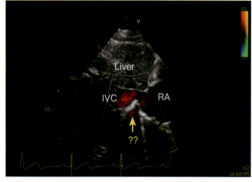

図5　心窩部view（RA〜IVC開孔部付近）
IVCの肝静脈還流部付近に異常血流（矢印）が観察できる。

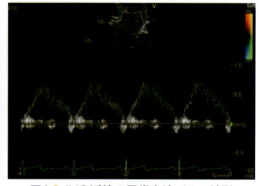

図6　IVC近傍の異常血流パルス波形

技師A　MRなどほかに弁膜症がないのに、TRだけあるっていうのも変ですね。

医師　PAPVDはほかにどんなタイプがありましたか？ どこへ還流異常をするかわかりますか？

技師B　めったに遭遇しないのであまり自信はないですが…、SVCでしょうか？

医師　PAPVDはめずらしい先天性疾患です。左無名静脈やSVC還流型が最も多いといわれています。次いでCSやRA、それに本症例のIVC型です[4, 6]（表1）。

技師B　エコーで探しにくい場所も多いですね…。

医師　左房・右房後方付近の共通肺静脈腔（common pulmonaly vein chamber；CPVC）や、垂直静脈、CS（冠静脈洞）拡大の有無、右房・右室拡大の有無、そのほか合併症としてASDやPDAの有無も確認が必要です。

技師B　ASDは合併が多いと聞いたことがあります[6]！

医師　仮にエコーでshunt血流が確認できなくても、完全には否定できません。場合によっては他モダリティ（CTなど）で精査を検討してもらうとよいでしょう。

2）術後検査

技師A　この患者さんの手術後のエコーを撮りましたが、管腔構造が右房の深部を通って左房につながっているのが見えました（図7）。

医師　この症例の術式は、自己心膜ロールを用いた異常還流路修復術で自己の心膜でロール状の管を作成し、肺静脈を左房につなぎ直す方法です。図8のCT画像の緑部分（矢印）が新しく再建された肺静脈です。エコーでもその自己心膜ロールで作られた管（PV）が見えています。

技師B　なるほど〜。

技師A　左房の開口部には流入血流が確認できました（図7）。

医師　血流パターンも忘れず確認してください。それから、術後の検査では導管の接合部に漏れの血流（leak）がないか、異常還流部に残存する血流がないこともしっかり観察してほしいです。

表1　**PAPVDの分類（Darling分類）** （文献1〜6より引用改変）

Ⅰ型（45％）	上心臓型 ・PVが合流した共通肺静脈が垂直静脈となって左無名静脈に還流 ・共通肺静脈がSVCに還流
Ⅱ型（25％）	心臓型 ・共通肺静脈（CPVC）がCSに還流 ・RAに直接還流
Ⅲ型（25％）	下心臓型（scimitar syndrome） ・共通肺静脈が垂直静脈となって横隔膜下に下行、門脈やIVCに還流
Ⅳ型（5％）	混合型

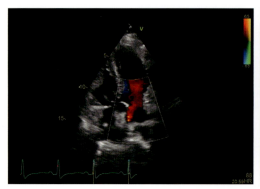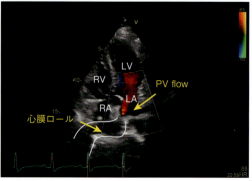

図7 ● 左房開口部血流（4CV）

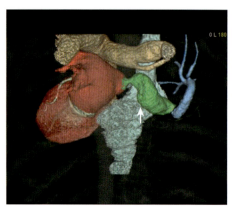

図8 ● 術後 造影CT画像
術式は自己心膜ロールを用いた異常還流路修復術。
右肺静脈がIVCから切り離され、心膜ロール（矢印で
示す緑部分）で左房へと正常な還流路がつくられた。

 術後エコーのポイント

❶ 左房へつながれた導管を確認。

❷ 導管からの流入血流の有無、波形パターンを確認。

❸ 異常還流部位だった箇所の残存血流がないことの確認。

❹ 接合部や導管からのリークの有無を確認。

医師からのワンポイント解説

　原因不明のsevere（moderate）TRやPHを認める場合はASD、PAPVDなどの短絡疾患を疑うこと！ ASDがなくても場合によっては、PAPVD精査のために造影CTを検討してもらうことも考えましょう！

①PVが異常還流する箇所を特定する
　→無名肺静脈？ SVC？ CS？ RA？ 肝静脈？ IVC？
②異常血流のドプラ波形を撮る（PV flowであることを確認）

《引用・参考文献》
1）日本超音波検査学会監修. 心臓超音波テキスト. 第2版. 東京, 医歯薬出版, 2009, 202.
2）Yasukochi, S. Total anomalous pulmonary venous connection (drainage)：TAPVC, TAPVD. Pediatric Cardiology and Cardiac Surgery. 26(2), 2010, 144-52.
3）Craig, JM. et al. Total pulmonary venous drainage into the right side of the heart；report of 17 autopsied cases not associated with other major cardiovascular anomalies. Lab Invest. 6(1), 1957, 44-6.
4）Ashfaq, A. et al. Successful surgical intervention of total anomalous pulmonary venous drainage in the third decade of life. Ann Med Surg (Lond). 2(2), 2013, 60-2.
5）Vinod Namana, et al. Partial Anomalous Pulmonary Venous Return With Persistent Angina：Simulating Coronary Artery Disease. J Med Cases. 6(11), 2015, 485-7.
6）村西佑介ほか. 術前に部分肺静脈還流異常の合併を指摘しえた肺癌の1例. 日呼吸誌. 2(4), 2013, 385-8.
7）柴田講ほか. 高位還流型部分肺静脈還流異常症に対して右腋窩小切開アプローチによる心内修復術を施行した1例. 日心外会誌. 47(2), 2018, 41-4.

［大久保咲希］

CASE 10
トロポニンT陽性のためACSが疑われたが、経胸壁心エコーでは肺血栓塞栓症と考えられた

> **患者サマリー**　67歳、男性。
> **主訴**：息切れ、意識消失。
> 　他院にて白血病治療中。
> 　数日前から息切れがあり、胸痛はなし。意識消失し、白血病治療中の病院へ搬送。搬送先で、心電図異常、血液検査異常のため緊急搬送された。原因精査のため、心エコー検査の依頼あり。

事前情報チェック

1）12誘導心電図所見（図1）

　I誘導で深いS波、III誘導でQ波、陰性T波を認め、V_1～V_3でT波陰転（＋）、V_1、V_2のRS比の増大が見られ、右心系の圧負荷を疑う所見です。

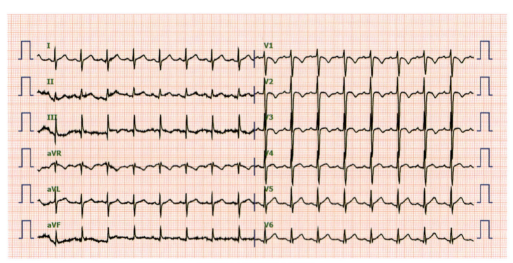

図1 ● 12誘導心電図

2）血液データ所見（表1）

　血液データにおいてトロポニンT陽性を認め、心筋の損傷（心筋壊死など）が示唆される所見です。また、Dダイマーが高値であり、血栓形成が疑われ、CRP上昇を認めます。

表1 ● 血液データ

項目	結果値	基準値	単位	判定
総タンパク	6.7	6.5-8.2	g/dL	
総ビリルビン	0.4	0.3-1.2	mg/dL	
ALP	314	104-338	U/L	
AST（GOT）	41	10-40	U/L	高値
ALT（GPT）	29	5-45	U/L	
LDH	280	120-245	U/L	高値
γ-GTP	133	M 79以下	U/L	高値
CPK	140	M 50-230	U/L	
総コレステロール	174	150-219	mg/dL	
中性脂肪	103	50-149	mg/dL	
HDLコレステロール	40	M 40-80	mg/dL	
LDL-C（計算）	113	70-139	mg/dL	
HbA1c	6.2	4.6-6.2	%	
グルコース	144	70-109	mg/dL	高値
尿酸	6.7	M 3.6-7.0	mg/dL	
尿素窒素	23.6	8.0-20.0	mg/dL	高値
クレアチニン	0.75	M 0.65-1.09	mg/dL	

項目	結果値	基準値	単位	判定
ナトリウム	139	135-145	mEq/L	
カリウム	4.0	3.5-5.0	mEq/L	
クロール	104	98-108	mEq/L	
Dダイマー	46.0	1.0以下	μg/mL	高値
CRP	1.30	0.30以下	mg/dL	高値
トロポニンT	陽性	陰性		高値
白血球	5770	3500-9700	個/μL	
赤血球	395	M 438-577	$10^4/\mu L$	低値
ヘモグロビン	11.9	M 13.6-18.3	g/dL	低値
ヘマトクリット	36.9	M 40.4-51.9	%	低値
血小板	9.4	14.0-37.9	$10^4/\mu L$	低値
MCV	93	M 83-101	fL	
MCH	30.1	M 28.2-34.7	pg	
MCHC	32.2	M 31.8-36.4	%	
PT	12.3	10.0-13.0	秒	
PT-INR	1.04	0.90-1.13		
APTT	40.8	26.0-38.0	秒	高値

心エコー検査前のチェックポイント

❶心電図のⅠ誘導で深いS波、Ⅲ誘導でQ波、陰性T波、V_1〜V_3でT波陰転（＋）、V_1、V_2のRS比増大。

❷血液検査でDダイマーの著明な上昇、トロポニンT陽性、CRP上昇。

　以上の2点をふまえ、虚血や血栓の有無、肺血栓塞栓症などを念頭に原因を精査しましょう。

心エコーカンファレンス

医師 心エコー検査で著明な右室拡大所見（図2-①）を認めますね。何が考えられますか？

技師A 右室拡大で考えると、容量負荷疾患、圧負荷疾患、右室心筋疾患などいろいろ考えられます。

医師 では、どう考えていけばいいでしょうか？

技師A まず容量負荷疾患の有無ですが、明らかなASDやエプスタイン奇形、三尖弁逸脱は認めません。また、TR、PRは軽度で透析は行っていない症例です。次に、圧負荷について考えます。この症例は、左室のDシェイプ（＋）（図2-②）、TRPG36.3mmHg（図3-①）、IVC径は25.8mm（図3-②）と拡大し、呼吸変動（＋）のため推定右房圧は8mmHgとすると[1)]、推定右室収縮期圧は44.3mmHgとなります。右室二腔症、肺動脈狭窄は認めず、肺高血圧（＋）と考えられるので、圧負荷疾患のなかから考えます。

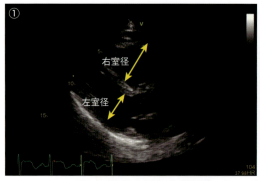
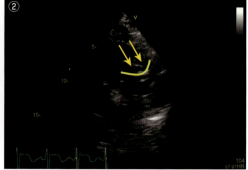

図2 ● 胸骨左縁左室長軸像（LAX）と胸骨左縁左室短軸像（SAX）
①LAX：左室径より右室径が大きく、著明な右室拡大を認める。
②SAX：拡張早期に左室はD型に扁平化（Dシェイプ）を認める。

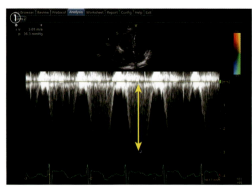
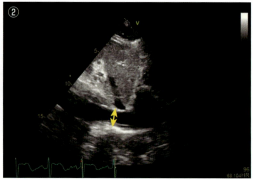

図3 ● 右室-右房間収縮期最大圧較差と心窩部下大静脈像
①右室-右房間収縮期最大圧較差（TRPG）は36.3mmHg（矢印）。
②心窩部下大静脈像：下大静脈（IVC）径25.8mmと拡大（矢印）、呼吸変動を認めるため推定右房圧は8mmHg。

医師 そうですね。では、圧負荷疾患のなかでの考え方はどうでしょうか？

技師A 肺高血圧の原因が左心系にあるか、肺動脈または肺疾患にあるかの鑑別のために、左房圧上昇があるかどうかを確認します。この症例は明らかな左房拡大がなく左房圧上昇（−）とすると、肺高血圧の原因は肺動脈または肺疾患にあると考えられます。

医師 では、肺動脈が原因の肺高血圧のなかでの鑑別はどうしますか？

技師A この症例では、右室収縮能が低下していますが、心尖部だけ動いているMcConnell's signが見られ（図4-②）、左室のDシェイプ（図2-②）も認めるため、急性の右室圧負荷疾患を疑います。そのなかでも、症状として息切れや失神を認めたこと、血液検査でDダイマー高値、心電図の右心系の圧負荷所見などから総合して、急性肺血栓塞栓症をまず第一に考えます。

医師 ほかに考えられる疾患はないでしょうか？

技師A 悪性疾患や間質性肺炎の悪化などの除外は必要だと思います。また、鑑別疾患とし

て右室心筋疾患や、右室梗塞などの虚血性心疾患が挙げられます。

医師 そうですね。心エコー検査の診断としては、
①急性肺血栓塞栓症疑い、②右室心筋疾患や虚血性心疾患の除外必要
となりますね。
急性肺血栓塞栓症が疑われたら、緊急でドクターコールが必要ですね。
この症例は肺動脈の塞栓症が1番に疑われたため、心エコー検査後、すぐに下肢静脈エコーを施行してもらいました。すると、右浅大腿静脈を完全閉塞する血栓を認めたため、肺動脈造影CTを施行しています。両側肺動脈に血栓を認めた（図5-①②）ため、肺血栓塞栓症として治療が開始された症例です。肺動脈造影CTの画像も読影できるようになるといいですね。

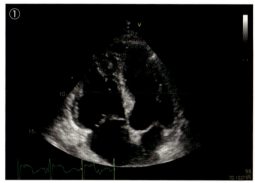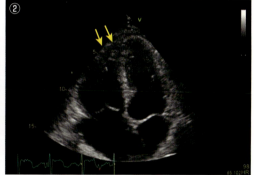

図4 ● 右室優位の心尖部四腔断面（4CV）

①拡張末期像
②収縮末期像：右室の壁運動は低下するが、右室心尖部にだけ収縮が残るMcConnell's signが観察できる（矢印）。

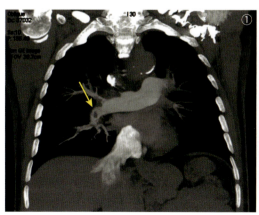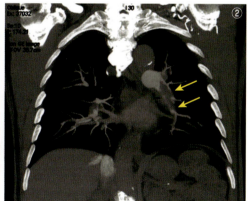

図5 ● 肺動脈造影CT

①右肺動脈内に血栓像が認められる（矢印）。
②左肺動脈内に血栓像が認められる（矢印）。

医師からのワンポイント解説

❶急性肺血栓塞栓症の心エコー所見：急性右室圧負荷

①Dシェイプ：収縮末期から拡張早期に左室がD型に扁平化
（容量負荷の場合は楕円形に扁平化することが多いです）

②McConnell's sign：右室の壁運動は低下するが心尖部だけ動いている所見

この2つの所見は、急性の右室圧負荷を示唆します。急性右室圧負荷所見を認めた場合、以下の❷の疾患を疑います。

※高度肺高血圧があるとTRを認めることが多いです。

❷急性右室圧負荷を認める疾患

①急性肺血栓塞栓症

②肺動脈微小腫瘍塞栓（pulmonary tumor thrombotic microangiopathy；PTTM）
PTTMは、腫瘍の静脈浸潤により肺小動脈レベルで腫瘍塞栓が起こり、また内皮細胞傷害などから血栓が形成されることで、肺高血圧を示す病態です。基礎疾患は胃がんが多いですが、ほかは大腸がん、乳がんなど腺がんがほとんどです[2]。CTでは血栓像が確認されません。

③がん性リンパ管腫

④間質性肺炎の悪化

❸急性肺血栓塞栓症を疑う場合のエコー注意点

①Dシェイプの確認、McConnell's signの確認

②下肢の深部静脈血栓症（DVT）のほかに遊離した血栓が下大静脈、右房、右室、肺動脈などに残存していないか確認することが必要です。

❹肺血栓塞栓症の心電図

特徴的なものはS1Q3T3パターンとV₁、V₂誘導のRS比の増大および同部位のT波の陰転です。Ⅰ誘導で深いS波、Ⅲ誘導でQ波、陰性T波はS1Q3T3といって慢性右室負荷に多く見られ、V₁、V₂誘導のRS比の増大とT波の陰転は急性右室負荷によく見られます。

※両側肺塞栓や、失神をきたすほどの高度な肺塞栓では、心電図でQT延長が認められることもあります。

❺急性肺血栓塞栓症の原因となる血栓に関するTips

① Iliac compression（左総腸骨静脈が右総腸骨動脈と脊椎にはさまれている）のため、下肢静脈DVTは通常左下肢に多いです。

②両肺動脈に大きな血栓像がある場合、下肢静脈内に血栓が認められないこともあります。

③臓器やがん細胞で下大静脈が圧迫され、下大静脈内に血栓ができることがあります。

④下大静脈内の血栓が右房まで伸展することがあります。

⑤血管炎、心内膜炎によって右室内に血栓ができることもあります。
⑥卵円孔開存のある患者では開存した卵円孔にはさまった血栓が、右房から左房にかけてダンベル状に見えることがあります。少しでも左房側に出ていたら脳梗塞の可能性があるためドクターコールです！
⑦心房中隔瘤や右房、心房中隔ポーチに血栓ができることがあります。

❻肺塞栓症と血液検査

両側肺塞栓や、失神をきたすほどの高度な肺塞栓では、血液検査でトロポニンTやCRPが上昇します。

《引用・参考文献》
1) Lang, RM. et al. Recommendations for cardiac chamber quantification by echocardiography in adults : an update from the American Society of Echocardiography and the European Association of Cardiovascular Imaging. J Am Soc Echocardiogr. 28(1), 2015, 1-39.
2) 日本循環器学会. 肺高血圧症治療ガイドライン（2012年改訂版）.

［大野誠子］

CASE 11
右心不全による心原性ショックの疑い
右室拡大の原因を探る

> **患者サマリー**　68歳、男性。
> **主訴**：血圧低下。
> 　進行胃がんによるがん性腹膜炎で加療中（抗がん剤の服薬はなし）、腹水・胸水増加、心胸郭比（CTR）拡大、血圧低下を認め、心原性ショックを疑われ当院転院。

事前情報チェック

1）12誘導心電図所見（図1）
① V_1〜V_4で陰性T波を認めます。
② V_1〜V_3にε波（イプシロン波）が疑われます（QRS波終末とT波間にある再現性のある低電位波形）。
③ 左脚ブロックタイプの心室期外収縮を認めます。

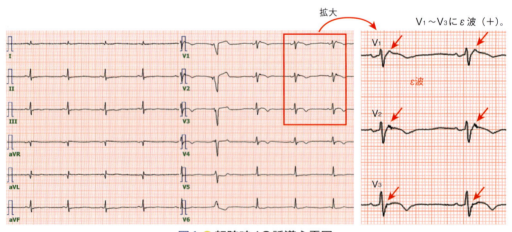

図1 ● 転院時12誘導心電図

> **用語解説 【心電図のε波】**
> 　ε波は主に右側前胸部誘導（V_1〜V_3）において、QRS波の終末とT波の間に出現するノッチまたは低電位波形です。不整脈原（源）性右室心筋症（arrhythmogenic right ventricular cardiomyopathy；ARVC）に特異的な心電図所見とされますが、その出現頻度はそれほど高くなく、ARVC患者の約30％にしか観察されません[1]。ε波はあくまでもARVCの診断基準[1,2]の大基準の1つにすぎず、実際のARVCの確定診断には、家族歴、心電図異常（脱分極異常および再分極異常）、不整脈、右室の機能的異常および形態的異常、組織学的特徴についての総合的な評価が必要です[3]。

2）血液データと胸部X線所見

血液データ（表1）ではNT-ProBNP値が1,939pg/mLと高値であり、治療対象となる心不全がある可能性が高く、心エコー検査を含む検査を早期に実施し、原因検索を行わなければならないレベルです。また、低タンパク血症、凝固能異常を認めます。

表1 ● 血液データ

項目	結果値	基準値	単位	判定	項目	結果値	基準値	単位	判定
総タンパク	4.7	6.5-8.2	g/dL	低値	ナトリウム	130	135-145	mEq/L	低値
アルブミン	2.4	3.7-5.5	g/dL	低値	カリウム	4.3	3.5-5.0	mEq/L	
A/G比	1.04	1.30-2.00		低値	クロール	101	98-108	mEq/L	
AST（GOT）	21	10-40	U/L		Dダイマー	3.8	1.0以下	µg/mL	高値
ALT（GPT）	15	5-45	U/L		CRP	7.29	0.30以下	mg/dL	高値
LDH	191	120-245	U/L		NT-proBNP	1939	125以下	pg/mL	高値
γ-GTP	18	M 79以下	U/L		白血球	6550	3500-9700	個/µL	
CPK	58	M 50-230	U/L		赤血球	386	M 438-577	10^4/µL	低値
総コレステロール	141	150-219	mg/dL	低値	ヘモグロビン	11.5	M 13.6-18.3	g/dL	低値
中性脂肪	91	50-149	mg/dL		ヘマトクリット	35.9	M 40.4-51.9	%	低値
HDLコレステロール	31	M 40-80	mg/dL	低値	血小板	16.4	14.0-37.9	10^4/µL	
LDL-C（計算）	92	70-139	mg/dL		MCV	93	M 83-101	fL	
HbA1c	6.5	4.6-6.2	%	高値	MCH	29.8	M 28.2-34.7	pg	
グルコース	83	70-109	mg/dL		MCHC	32.0	M 31.8-36.4	%	
尿酸	3.1	M 3.6-7.0	mg/dL	低値	PT	15.7	10.0-13.0	秒	高値
尿素窒素	23.9	8.0-20.0	mg/dL	高値	PT-INR	1.32	0.90-1.13		高値
クレアチニン	0.85	M 0.65-1.09	mg/dL		APTT	50.2	26.0-38.0	秒	高値

胸部X線所見（図2）は、CTR64.2％と拡大を認め、右胸水を認めます。右第2弓が突出しており、右心系の拡大が示唆されます。

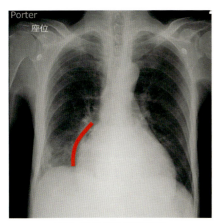

図2 ● 胸部X線写真
CTR 64.2％と拡大を認め、右第2弓（赤線）が突出しており、右心系の拡大が示唆される。

心エコー検査前のチェックポイント

❶ V_1〜V_4で陰性T波、V_1〜V_3でε波を疑う波形が認められ、左脚ブロックタイプの心室期外収縮を認める。
❷ 血液検査でNT-ProBNP高値。
❸ X線写真で心拡大を認め、特に右心系の拡大が疑われる。

以上3点を念頭に、心拡大の原因、陰性T・ε波の出現原因、心不全の原因を精査するつもりで検査に臨みましょう！

心エコーカンファレンス

医師 事前情報チェックの胸部X線所見で右心系の拡大が示唆されていた通り、右室の著明な拡大が見られます（図3）。

技師B はい。左室の拡大は認めず右室のみ拡大しています。右室が拡大する疾患は、容量負荷疾患、圧負荷疾患、右室心筋疾患などいろいろ考えられます。

医師 どうやって考えますか？

技師B まず容量負荷疾患の有無ですが、容量負荷の原因となる所見として、明らかなASDなどの左右短絡血流は認めず、エプスタイン奇形もありませんが、重症TRが見られます（図4）。圧負荷については、TRPG 19.8mmHg（図5-①）、IVC径は12.7mmと拡大はなく、呼吸変動がありますから（図5-②）推定右房圧は3mmHgとすると[4]、推定右室収縮期圧は22.8mmHgとなり明らかな右室圧負荷所見はないようです。

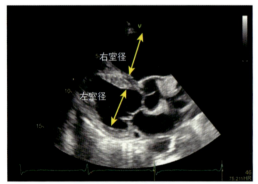

図3 胸骨左縁左室長軸像（LAX）
左室径より右室径が大きく、著明な右室の拡大が認められる。

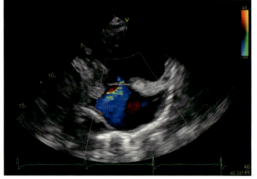

図4 右室流入路長軸断面
TR Jet面積は11.7cm^{2}と重症TRを認める。

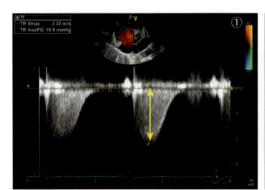

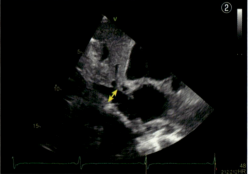

図5 右室-右房間収縮期最大圧較差と心窩部下大静脈像
①右室-右房間収縮期最大圧較差（TRPG）：19.8mmHg。
②心窩部下大静脈像：下大静脈（IVC）径12.7mm、呼吸変動を認めるため推定右房圧は3mmHg。

医師 そうですね。では、重症TRが原因の右室拡大と考えていいでしょうか？

技師B ……。

医師 右室の形態はどうでしょうか？

技師B あっ！！
右室の流入部基部は右室壁厚が薄く突出して瘤化し（図6-①）、dyskinesisを呈しています（図6-②）。右室全体の収縮も非常に低下しています。

医師 ほかに瘤化している所はないですか？

技師B よく観察すると、右室流出部（図7-①）や、右室心尖部（図7-②）も壁厚が薄く突出して瘤化し、dyskinesisを呈しています。

医師 右室が拡大して動きが悪く、右室流入部基部・右室流出部・右室心尖部が瘤化しています。ここまでで何が考えられるでしょうか？

技師B 心電図でV_1〜V_4で陰性T波、V_1〜V_3でε波を疑う波形が認められ、左脚ブロックタイプの心室期外収縮を認めていることからも、第一にARVCを疑う所見です。

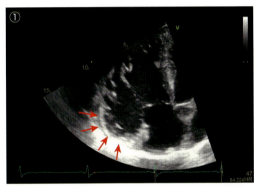 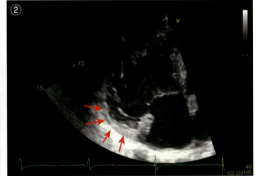

図6 ● 右室優位の心尖部四腔断面（4CV）拡張末期像と収縮末期像
①拡張末期像：右室流入部基部は右室壁厚が薄く、突出して瘤化を認める（赤矢印）。
②収縮末期像：右室全体の収縮は著明に低下し（FAC 9.9％）、瘤化を認める流入基部はdyskinesisを呈する（赤矢印）。

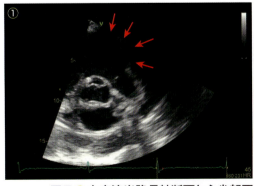 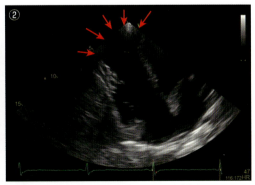

図7 ● 右室流出路長軸断面と心尖部四腔断面（4CV）から右室心尖部を描出
①右室流出路長軸断面：右室流出部の壁厚が薄く突出して瘤化を認める（赤矢印）。
②心尖部四腔断面（4CV）から右室心尖部を描出：右室心尖部の壁厚が薄く突出して瘤化を認める（赤矢印）。

医師 そうですね。心室頻拍（VT）は確認できていないけれど、心エコー所見としてはやはりARVCを第一に疑う所見です。ほかの心筋疾患についてはどうでしょう？

技師B はい。左室の拡大はなく左室壁の菲薄化は認めない（図8-①）ことから、拡張型心筋症（DCM）は考えにくいと思います。

医師 虚血に関してはどうですか？

技師B 左室の下壁基部は心内膜のエコー輝度が上昇して壁運動が低下（図8-②）していることから、陳旧性の虚血があったと考えると、虚血による影響も完全には否定できないと思います。

医師 そうですね。じゃあ、重症TRの原因はどう考えますか？

技師B えーっと……。
三尖弁自体には肥厚や逸脱などの異常は認められないので、器質的TRは否定的です。右室拡大が著明なので、三尖弁がtetheringしています。また、弁輪径も拡大している（図9）ため、三尖弁の接合が悪くなったことによる機能性の重症TRと考えます。

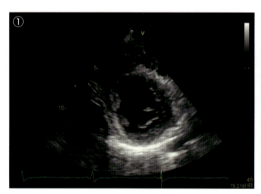 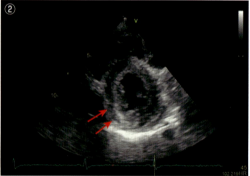

図8 ● 胸骨左縁左室短軸（SAX）拡張末期像と収縮末期像
①拡張末期像：LVDd 47.4mm、EDV 68.9mLと左室拡大は認めず、壁菲薄化は認めない。
②収縮末期像：左室下壁基部心内膜のエコー輝度が上昇し壁運動が低下している（赤矢印）。

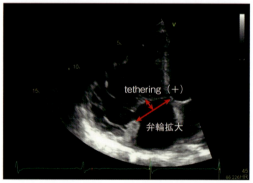

図9 ● 右室優位の心尖部四腔断面（4CV）
三尖弁輪は拡大し、三尖弁のtetheringを認める。

そうですね。心エコー検査の診断としては、**①ARVC疑い、②虚血性心疾患の除外、③重症TRの合併**、となります。

今回の心エコーが初回なので断定はできないけれど、もともとARVCがあって、右室が拡大していたためにTRが出現して、だんだん右房が拡大し弁輪も拡大してTRが増悪して、という悪循環でTRが重症化したと考えたほうが、つじつまがあいます。それに、重症TRのためにARVCによる右室拡大に加えて右室がさらに拡大しているとも考えられます。

エコー所見の原因を考えることはもちろん、今の所見に至るまでのストーリーを考えられるようになるといいですね。

医師からのワンポイント解説

❶不整脈原（源）性右室心筋症（ARVC）とは？

①右室心筋細胞の脱落・脂肪浸潤と、線維化が起きる進行性の心筋症です。右室の心室瘤形成と限局性壁運動低下を認め、右室起源の心室頻拍（VT）などの重症不整脈を伴います。一般的に左室の拡大と収縮低下は伴いません。

②右心室瘤は右室流出路、右室心尖部、右室自由壁側基部にできやすいです。
特に右室流出路（肺動脈弁付近）は瘤の描出が難しいことがあるので、よく探しましょう。
※肉柱があるうちは、心筋が脱落しても肉柱によって支持されるため瘤になりづらいです。瘤化している場所は、心筋がなく薄くなります。

③ARVCの心筋変性は右室から始まりますが、左室まで変性が及ぶこともあります。

④発症には遺伝的要因もあります。

⑤ARVCは進行性心筋症のためVT、心室細動（VF）に対するカテーテルアブレーション治療はイタチごっこになることがあります。それは、VT、VFの原因フォーカスを焼灼して一時的に治療ができても、他の部位が線維化、脂肪組織化することで別のVT回路が形成されるためです。

⑥VT、VFなどの不整脈を認め、植込み型除細動器（ICD）を挿入する患者の心エコーで右室拡大を認めた場合はARVCも疑われるため、ARVCの特徴である右心室瘤がないか確認することが大事です。

❷ARVCの診断基準（2010） （心電図所見、エコー所見における大項目[1, 2]より抜粋）

①広範もしくは限局した機能的異常および形態的異常（大項目）

　ⅰ）限局性の右室壁運動消失、奇異性壁運動、または心室瘤

　ⅱ）かつ下記のいずれか1つ（拡張終末期）

　・傍胸骨長軸像：右室流出路径が32mm以上（体表面積補正で19mm/m^2以上）

・傍胸骨短軸像：右室流出路径が36mm以上（体表面積補正で21mm/m^{2}以上）
・あるいはFACが33%以下

②再分極異常（大項目）
　ⅰ）右側前胸部誘導（V_1〜V_3）あるいはそれを越えた誘導での陰性T波（14歳以上で120msec以上の完全右脚ブロックがない場合）

③脱分極・伝導異常（大項目）
　ⅰ）V_1〜V_3でイプシロン波（QRS波終末とT波間にある再現性のある低電位波形）

④不整脈（大項目）
　ⅰ）左脚ブロック型・上方軸（Ⅱ、Ⅲ、aV_F誘導で陰性QRS、aV_L誘導で陽性QRS）の非持続性あるいは持続性VT

　本症例はVT出現を確認できていませんが、左脚ブロックタイプの心室期外収縮を認め、ARVC診断基準の大項目3つ（上記①〜③）に当てはまるため、心電図検査および心エコー検査からはARVCを1番に疑います（大項目2つ以上で確定診断）。

❸心筋症の分類

　形態変化（心肥大・心拡大）や機能変化（収縮能・拡張能低下）の有無、家族歴や遺伝子変異の有無により「心機能障害を伴う心筋疾患」のうち、特発性（原発性）心筋症として肥大型心筋症、拡張型心筋症、不整脈原（源）性右室心筋症、拘束型心筋症の4つに分類されます。4つの基本病態の一部は重複を示し、相互に鑑別が困難なこともあります。

　鑑別すべき二次性心筋症としては、心アミロイドーシス、高血圧性心疾患、ファブリー病、虚血性心筋症、心サルコイドーシスなどがあります。

　詳細は日本循環器学会/日本心不全学会合同による心筋症診療ガイドライン（2018年改訂版）[5]を参照。

《引用・参考文献》
1）野上昭彦. 不整脈原性右室心筋症（ARVC）. 心電図. 34(3), 2014, 245-63.
2）Marcus, FI. et al. Diagnosis of arrhythmogenic right ventricular cardiomyopathy/dysplasia: Proposed modification of the Task Force Criteria. Eur Heart J. 31, 2010, 806-14.
3）堀正二監修. 図解　循環器用語ハンドブック. 第3版. 大阪, メディカルレビュー社, 2015.
4）Lang, RM. et al. Recommendations for cardiac chamber quantification by echocardiography in adults：An update from the American Society of Echocardiography and the European Association of Cardiovascular Imaging. J Am Soc Echocardiogr. 28, 2015, 1-39.
5）心筋症診療ガイドライン（2018年改訂版）. 日本循環器学会/日本心不全学会合同ガイドライン. 2019. http://www.j-circ.or.jp/guideline/pdf/JCS2018_tsutsui_kitaoka.pdf

［大野誠子］

弁膜疾患評価はエコーがスター☆

Chapter 5

INTRODUCTION

弁膜症治療後の心エコー評価

　弁膜症治療後の心エコー検査は苦手意識を持っている方が多いのではないでしょうか。しかし、心臓弁膜症の患者は多く、手術後の症例に遭遇することは少なくないと思います。弁膜症の治療は外科的な人工弁置換、弁形成、近年では経カテーテル的弁治療も増えてきており、人工弁術後症例の心エコー評価は必須です。ポイントをおさえて検査に臨みましょう。

1）弁膜症治療後の心エコー検査前の確認事項

　弁膜症治療後の心エコーは他の事前情報チェックに合わせて、下記を必ず確認しましょう。

①どんな手術をした？
　弁置換術、弁形成（弁尖の修復、腱索の修復、弁輪の形成）

②弁の種類は？
　人工弁には機械弁と生体弁があります（図1）。機械弁は耐久性がよいですが、血栓ができやすく抗凝固薬を一生服用しなくてはなりません。生体弁はその反対に抗凝固薬を服用しなくてよいですが、耐久性が機械弁に比べて劣ります。

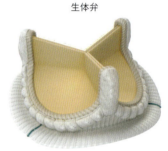

機械弁　　　　　　　　　　　生体弁
（アボットメディカルジャパン株式会社提供）　　（日本メドトロニック株式会社提供）

図1● 人工弁

③人工弁のサイズは？
④手術時期は？
⑤前回の心エコー所見は？

2）臨床症状や血液データから推測される人工弁異常（表1）

表1● 臨床症状・血液データにより推測される異常（文献1、2より引用改変）

臨床症状・血液データ	疑われる人工弁異常
PT-INR低下（抗凝固療法不十分）	血栓弁
発熱、CRP高値、白血球増加	感染性心内膜炎
急な心不全増悪	弁座の離脱、血栓弁、stuck valve
脳梗塞、心筋梗塞、手足のしびれ・圧痛	血栓弁、感染性心内膜炎
LDH高値	弁逆流による溶血

3）人工弁置換後の心エコー評価のポイント

　弁膜症治療のなかでも人工弁置換後の評価は、特に詳細に観察するポイントがいくつかあります。大動脈弁位、僧帽弁位、生体弁、機械弁いずれの弁にも共通して観察すべき点は下記の通りです。

①弁周囲に異常エコーはないか？
　　【Bモード】異常構造物の有無（血栓・パンヌス・疣腫・膿瘍）
　　【カラードプラ】異常な弁周囲逆流（paravalvular leakage；PVL）
　　　　　　　　　中等度以上の経弁逆流（transvalvular leakage；TVL）

②弁座の動揺はないか？
　　【Bモード】弁座が動揺していないか？ 弁輪部から離脱していないか（detachment）
　　【カラードプラ】PVLの有無

③弁葉（弁尖、disk）の可動性は良好か？
　　【Bモード】弁の可動性、厚さ、エコー輝度、異常構造物の付着の有無
　　【連続波・パルスドプラ】人工弁通過血流速度による人工弁機能不全の評価

用語解説 【パンヌス】

　機械弁の周囲の自己の組織が盛り上がってくることがあり、これをパンヌス形成といいます。パンヌス形成は人工弁を移植した際に引き起こされる通常の生体治癒反応の1つで、ある程度は必要なものです。しかし、過剰形成を引き起こすと人工弁尖の動きを制限して問題となります。

用語解説 【疣腫（図2）】

　疣腫とは、心内膜や大動脈に細菌が付着して増殖した「感染巣」です。人工弁に疣腫ができると、弁や弁を支える組織が破壊されて急性心不全を起こします。また、疣腫のかけらがはがれると、脳梗塞や脳動脈瘤などの原因になります。脳以外の血管でも同様に塞栓症を起こす原因にもなります。

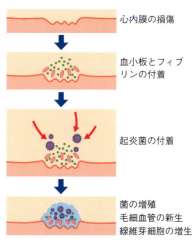

図2● 心内膜における疣腫の形成

《引用・参考文献》
1) 日本超音波検査学会監修. 心臓超音波テキスト. 第2版. 東京, 医歯薬出版, 2009, 143.
2) 梅田ひろみ. 僧帽弁位人工弁逆流. 心エコー. 18(3), 2017, 254-61.

［原口　悠］

CASE 12
低流量・低圧較差重症大動脈弁狭窄症にドブタミン負荷を行い、true severe ASと判断

大動脈弁狭窄症とは？

　大動脈弁狭窄症（aortic stenosis；AS）の狭窄部位には、大動脈弁自体の弁狭窄と、弁上もしくは弁下の狭窄があります。弁狭窄には先天性と後天性があり、先天性では大動脈二尖弁が多く、幼少期には高度の狭窄がなくても加齢とともに線維化や石灰化に伴う変性で狭窄や閉鎖不全が生じる場合があります。後天性では、リウマチ熱や硬化性の変性が主な原因ですが、近年は硬化性狭窄が大多数を占めます。

　左室はASにより慢性的な圧負荷を受けることで、心室筋の代償反応が働き、求心性の左室肥大が起こります。さらに病態が進行し心筋障害が起きると左心不全の原因となります[1]。

患者サマリー
74歳、女性。
高血圧、脂質異常症、陳旧性梗塞、喫煙歴あり。

事前情報チェック

1）12誘導心電図所見（図1）

　V_5のR波＞26mm、V_1S波＋V_5R波＞35mmと左室高電位の基準を満たし、左室肥大の所見があります。

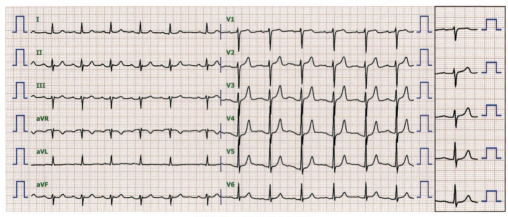

図1 ● 12誘導心電図

2）胸部X線所見と血液データ所見（表1）

心胸郭比（CTR）は49.1％と明らかな心拡大は指摘できません。血液データは、NT-pro BNPが5,436pg/mLと高値です。

表1 ● 血液データ

項目	結果値	基準値	単位	判定
NT-proBNP	5436	125以下	pg/mL	高値
クレアチニン	0.81	F 0.46-0.82	mg/dL	
AST（GOT）	19	10-40	U/L	
ALT（GPT）	13	5-45	U/L	
CPK	26	F 50-210	U/L	低値
TSH（ECLIA）	2.79	0.500-5000	μIU/mL	

心エコー検査前のチェックポイント

❶心電図で心肥大所見あり。
❷血液データから心不全が疑われる。
　心肥大の原因、心不全の有無を心エコー検査で確認しましょう。

3）心エコー検査レポート

AV：弁尖・基部硬化（+）、開放低下（+）、AR（mild）、AS（severe）
Vmax 3.28m/sec、mean PG 21.1mmHg
AVA（連続の式）0.63cm^2、AVA（planimetry法）0.67cm^2、AVAI（連続の式）0.41cm^2/m^2
MV：MAC（+）、AML弁尖・基部硬化（+）、tethering（+）、MR（mild to moderate）
LVEDV 104.8mL、LVEDVI 67.9mL/m^2
LVESV 55.6mL、LVESVI 36.0mL/m^2、LAVI 42.23mL/m^2
EF 46.9%、LVMI127.5g/m^2
SV（VTI）39.7mL、SVI（VTI）25.7mL/m^2

心エコーカンファレンス

技師B 弁口面積はとても小さく（図2）、severe ASの基準にあてはまるのですが、AV Vmaxは3.28m/secとsevere ASの基準となる4.0m/secを超えていません（図3）。弁口面積がこんなに小さいのに、Vmaxが低すぎるような気がします。

医師 いいところに気がつきましたね！
ASの重症度指標は大動脈弁口面積（aortic valve area；AVA）1.0cm^{2}未満をsevereとしていますが、AVAを指標とした重症度評価には欠点があります。

技師B 欠点ですか？

医師 はい。本当はsevere ASではないのに、AVAが小さく出てしまう、ニセのsevere ASが隠れているのです。

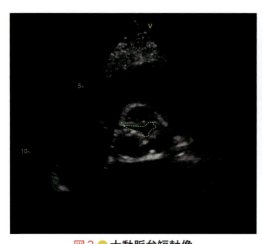
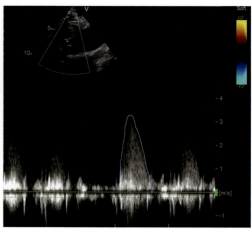

図2 ● 大動脈弁短軸像
AVA planimetry 0.67cm², AVAI planimetry 0.434 cm²/m²、AVA Index 0.44cm²/m²

図3 ● 大動脈弁血流：連続波ドプラ法
Vmax 3.28m/sec、Peak PG 43.0mmHg、Mean PG 21.1mmHg

技師B えっ！？ なぜAVAが小さく出てしまうのですか？

医師 原因は一回心拍出量（stroke volume；SV）の低下です。SVの低下により、大動脈弁を流れる血流量が少なくなると、弁が十分に開放しない状態になってしまいます。このような状態のASを低流量低圧較差ASといいます[2]。

> 📖 **用語解説 【低流量低圧較差AS（low flow low gradient AS）】**
>
> 　一回心拍出量（SV）の低下が原因で、AV meanPGが40mmHgを超えないASのことです。low flow low gradient ASは以下の2つのタイプに分類されます。
> （※SV低下はSVI≦35mL/m²が指標）
> ①classical low flow low gradient AS：左室駆出率（LVEF）の低下が原因でSVが低下して低圧較差となっているAS
> 　ASによる後負荷の増大でLVEFが低下しているtrue AS（SVが増えても弁尖が硬いため、開放できない）と虚血性疾患や心筋症が原因でLVEFが低下しているpseudo AS（SVが増えると弁尖は開放できる）に分けられます。
> ②paradoxical low flow low gradient AS：心室内腔の狭小化や左室拡張能の低下などにより、EFは正常に保たれていてもSVが低下して低圧較差となっているAS

医師 この患者さんの一回拍出係数（stroke volume index；SVI）はどうでしたか？

技師B SVIは25.7mL/m²と基準より少ないです！

医師 SVIが少なく、AV mean PGが40mmHg以下なので、まさにlow flow low gradient severe ASといえますね。EFが46.9％と低下し、ほかにEFが低下する

要因がなかったので用語説明（p.96）の①のタイプにあてはまります。

技師B ニセのASかどうかを確かめるにはどうすればよいのでしょうか？

医師 SVIを増やしたときの圧較差や弁口面積を確かめるために、ドブタミン負荷心エコーを行います。

> 📖 **用語解説 【ドブタミン負荷心エコー[2]】**
>
> 　ドブタミンという強心薬を点滴し、一時的に心臓の収縮力を高め、心拍出量を増加させて心エコーで虚血の有無や、大動脈弁口面積の変化などを見る検査です。最大負荷時のAVAが1.0cm²未満、AV Vmaxが4.0m/sec以上、mean PGが40mmHg以上でtrue ASと診断されます。
>
> 　ドブタミン負荷ではtrue ASとpseudo ASの鑑別のみならず、血流予備能（flow reserve）による手術リスク評価も重要です。ドブタミン負荷により、SVが20％以上の上昇を認める場合にはflow reserve（contractile reserve）があると判断され、flow reserveがない群より外科治療成績はよいとされています。
>
> ※ドブタミン負荷心エコーは流量依存性であるため、ドブタミン負荷でflow rate（SVを駆出時間で除した値）が250mL/secに達しない場合はASを過大評価してしまう可能性があります。flow rateが250mL/secに達しない場合はprojected AVA（flow rateが250mL/secのときのAVAの値）を算出して、true ASとpseudo ASを鑑別します。

技師B 後日行ったドブタミン負荷心エコーでは、ドブタミン5γ/kg/minでflow rateが275.6mL/sec、SVが48.4％増加して、AVA（VTI）は0.80cm²、AV Vmax 4.04m/sec、mean PG 42.8mmHgとなりました。

医師 ニセのsevere ASではなく、真のsevere ASですね。

severe ASの基準はAVAが1.0cm²以下ですが、実際はmean PGが40mmHgでAVAは0.8cm²くらいになります。計測値が、AVA 0.8cm²、mean PG 40mmHg、AV Vmax 4.0m/secと合わない場合は、SVが小さいなど、何か原因があると考えましょう！

技師B 0.8：40：4ですね！

医師 そうです！

ほかにも心室中部閉塞（mid-ventricular obstruction；MVO）や左室流出路狭窄（LVOT stenosis）があると、左室内狭窄の部分で圧損失が起きるため、Vmax、meanPG、AVAは小さく計測されてしまいます。また、中等度以上の僧帽弁閉鎖不全症（MR）が合併した場合にも左室駆出血流が減少するためVmax、mean PG、AVAは過少評価されてしまう[3]ので注意しましょう！

low flow low gradient ASの診断の考えかたを図4にまとめたので、確認しておいてください。

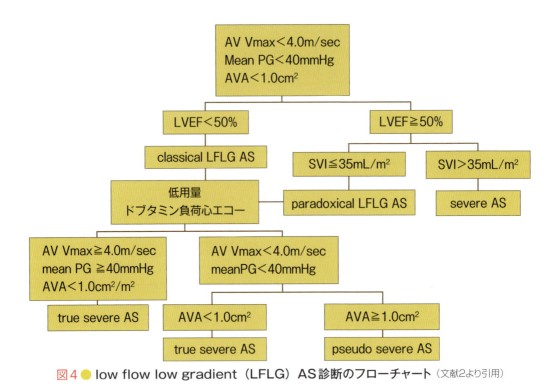

図4 ● low flow low gradient（LFLG）AS診断のフローチャート（文献2より引用）

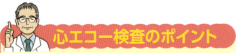
心エコー検査のポイント

- AV Vmax 4.0m/sec以上でほぼsevere AS（5m/sec以上でmoderateのことはほぼない）。
- severe ASは基本的にAVA 0.8cm^2、mean PG 40mmHg、AV Vmax 4.0m/secに近い値となる。
 これとかけ離れた計測値の場合は、どこか誤差要因があると考えましょう！ SV が小さいなど、何らかの測定誤差を作っている原因があるはずです！

左室機能とlow flow

1）なぜlow flowになるのか？（図5）

　正常例では、左室容量は十分にあり、押す力も十分にあるため、flowも十分に保たれます。しかし、左室容量が少なくなる場合、押す力が弱くなる場合、さらにMRなどほかに流れが分離する場合は、low flowとなってしまいます。

2）なぜlow gradientになり、Vmaxが低下するのか？（図6）

　流路の断面積が減少（弁狭窄）した場合は、流速が増加し静圧が減少しますが、動圧と静圧の総和は変わりません。この動圧の差がVmaxとなり、静圧の差が圧較差となります。通常、断面積が減少するほど、速度が増加し静圧が減少します。しかし、左室流出路から大動脈弁間の全圧が減少した場合（僧帽弁閉鎖不全、心室中部閉塞、左室流出路狭窄など）は、動圧が増加し、静圧が減少するのは変わりませんが、その差が少なくなるためVmaxが低下してlow

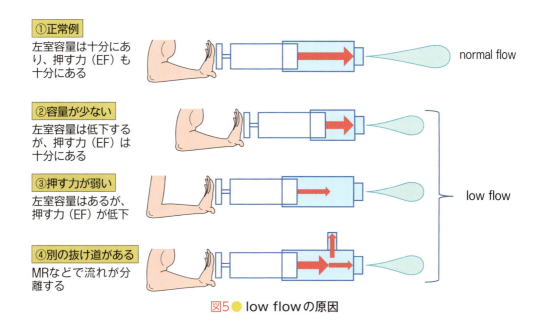

図5　low flowの原因

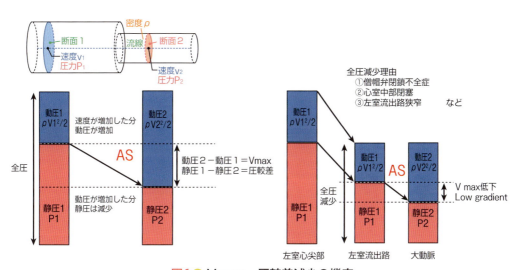

図6　Vmax、圧較差減少の機序

gradientとなります。ただし、血液は粘性の流体（通常のドプラを用いた計算では無視されている）であるため、上記に当てはまらない場合があり、考え方として参考にしてください。

医師からのワンポイント解説

❶ ASの成因[1]

①硬化性：高齢者に増加傾向。弁腹部から生じ、次第に弁先端に進展します。弁は硬いですが交連部は癒合しないのが特徴です。

②リウマチ性：溶連菌感染後に起こる変性で、交連部が癒合するのが特徴です。僧帽弁にも病変が合併することが多いです。

③先天性：若年に多く、40歳以下で大動脈弁に硬化を認めた場合に疑います。

●アドバイス

先天性大動脈弁疾患では、大動脈縮窄症の合併が多いので（特に左鎖骨下動脈の分岐後が好発部位）、必ず検索しましょう！

❷ ASの予後

ASの進行度は個人差、経年差が大きいですが、全体の平均は0.1cm^2/年の増悪といわれています。severe ASでも無症状であれば予後は比較的良好といわれていますが、高齢者で症状が明らかな患者さんは全体の25％程度と少なく注意が必要です。一方、症状が現れると急速に予後が悪くなります。

●高齢者（80歳以上）の硬化性AS[4]

①AVA 0.6cm^{2}未満

　予後不良、心事故発生率が非常に高く、症状は60％程度の人に見られます。

②AVA 0.6cm^{2}以上、0.8cm^{2}未満

　症状は20％程度に見られます。AVA 0.8cm^{2}以下から心不全が増えます。

③AVA 0.8cm^{2}以上、1.0cm^{2}未満

　心事故発生率はmoderate ASより悪い傾向があります。

《引用・参考文献》
1) 増田喜一ほか. 心臓超音波テキスト. 第2版. 東京, 医歯薬出版, 2016, 129-37.
2) 古島早苗ほか. 大動脈弁狭窄の治療方針. 心エコー. 19(11), 2018, 1040-4.
3) 日本循環器学会. 循環器病の診断と治療に関するガイドライン（2011年度合同研究班報告）. 弁膜疾患の非薬物治療に関するガイドライン（2012年改訂版）. 2012, 1-38.
http://www.j-circ.or.jp/guideline/pdf/JCS2012_ookita_h.pdf（2019年6月閲覧）
4) Murakami, H. et al. Prognosis of medically treated patients at least 80 years old with severe sclerotic aortic stenosis. J Cardiol. 65(4), 2015, 330-6.
5) 渡辺重行ほか. 心電図の読み方パーフェクトマニュアル. 東京, 羊土社, 2006, 95.
6) 株式会社ソフトウェアクレイドル. 技術コラム：もっと知りたい！熱流体解析の基礎.
https://www.cradle.co.jp/tec/column06/021.html（2019年6月閲覧）

［千葉静香］

CASE 13
弁の術後、弁周囲からの逆流を見たら何を考える？

弁周囲逆流（PVL）、経弁逆流（TVL）

> **患者サマリー**　66歳、男性。
> 主訴：夜間に息切れあり、歩行100mくらいで息苦しい。
> 既往歴：15年前に急性心不全。10年前にMR増悪のため僧帽弁形成術（弁輪縫縮＋人工腱索形成）、三尖弁輪形成術、左心耳閉鎖術を施行。

事前情報チェック

1）血液データ所見（表1）

　NT-pro BNPが上昇して心不全傾向があります。LDH上昇は弁逆流による溶血の影響の可能性があります。PT、PT-INRは抗凝固薬のワーファリン服用により延長しています。

表1 ● 血液データ

項目	結果値	基準値	単位	判定
総タンパク	**8.4**	6.5-8.2	g/dL	高値
総ビリルビン	0.7	0.3-1.2	mg/dL	
ALP	137	104-338	U/L	
AST（GOT）	**46**	10-40	U/L	高値
ALT（GPT）	36	5-45	U/L	
LDH	**294**	120-245	U/L	高値
γ-GTP	**144**	M 79以下	U/L	高値
CPK	57	M 50-230	U/L	
総コレステロール	**283**	150-219	mg/dL	高値
中性脂肪	**267**	50-149	mg/dL	高値
HDLコレステロール	62	M 40-80	mg/dL	
LDL-C（計算）	**168**	70-139	mg/dL	高値
HbA1c	−	4.6-6.2	%	
グルコース	109	70-109	mg/dL	
尿酸	**9.6**	M 3.6-7.0	mg/dL	高値
尿素窒素	**26.2**	8.0-20.0	mg/dL	高値
クレアチニン	**1.2**	M 0.65-1.09	mg/dL	高値

項目	結果値	基準値	単位	判定
ナトリウム	140	135-145	mEq/L	
カリウム	4.7	3.5-5.0	mEq/L	
クロール	101	98-108	mEq/L	
TSH	−	0.50-5.00	uIU/	
遊離T4	−	0.90-1.70	ng/dL	
NT-proBNP	**724**	125以下	pg/mL	高値
白血球	6860	3500-9700	個/uL	
赤血球	516	M 438-577	10^4/uL	
ヘモグロビン	16.3	M 13.6-18.3	g/dL	
ヘマトクリット	46.9	M 40.4-51.9	%	
血小板	18.9	14.0-37.9	10^4/uL	
MCV	91	M 83-101	fL	
MCH	31.6	M 28.2-34.7	pg	
MCHC	34.8	M 31.8-36.4	%	
PT	**22.5**	10.0-13.0	秒	高値
PT-INR	**1.89**	0.90-1.13		高値
APTT	−	26.0-38.0	秒	

2）弁膜症治療

　僧帽弁輪形成術（MAP）：弁輪縫縮（Physioring™28mm）、人工腱索形成（前乳頭筋-前尖A2と後乳頭筋-前尖A3に人工腱索）、三尖弁輪形成術（TAP）：弁輪縫縮（MC™30mm）、左心耳閉鎖術（LAA ligation）を10年前に施行しました。

Chapter5　弁膜疾患評価はエコーがスター☆

101

3）前回心エコー検査

Moderate以上のMR疑い、異常な弁周囲逆流（PVL）は不明です。

> **心エコー検査前のチェックポイント**
>
> ❶NT-pro BNP高値。
> ❷LDH上昇。
> ❸人工弁異常はないか？ 前回値と比べてMR増悪は？
>
> 　以上3点を念頭に、「心不全の原因は（弁逆流も念頭に）？、LDH上昇は弁逆流による溶血の影響なのか？」これらの原因を精査するつもりで検査に臨みましょう！

心エコーカンファレンス

1）経胸壁心エコー

医師　MRの流出はどこからでしょうか？

技師B　それが、はっきりと描出できませんでした。後交連部側から後方へ吹いているようですが、人工弁輪（ring）の外か内かはわかりませんでした。僧帽弁は前尖が厚く左室側に凸になるドーム形成（doming）を呈し（図1-①）、人工腱索が見えます（図1-②）。後尖の可動性が低下しているので、弁変性によるMRがあると推測したのですが、自信はないです。

技師A　傍胸骨左縁長軸像（LAX）のカラードプラはMR jetが2カ所から吹いているように見えますね（図2-①）。間に観察される高輝度の部分はringでしょうか？ もしくはアーチファクトの影響でしょうか？ 後交連部付近の弁周囲逆流（paravalvular leakage；PVL）にも見えますが、悩みますね。

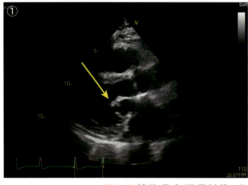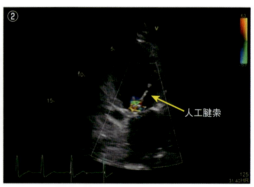

図1● 傍胸骨左縁長軸像（LAX）と心尖部二腔カラー像
①LAX：前尖は厚く左室側に凸になるドーム形成が観察される（矢印）。後尖は可動性低下、弁変性している。
②心尖部二腔カラー像：人工腱索が観察され（矢印）、下壁側に大きい吸い込み血流を認める。MRはmoderate以上と推測される。

医師 短軸像（SAX）でも2カ所から吹いているように見えます（図2-②）。

図2の画像を、カラードプラを外して見てみましょう（図3）。LAX、SAXどちらも強いほうの吸い込み血流の部分にecho free spaceがありますね。その横にある高輝度エコーはringです。後交連部側のringと弁輪間に隙間があるように見えます。

これはPVLを否定できません。弁輪縫縮術後のPVLは何を疑いますか？

技師B ringの縫縮部位の欠損孔やdetachment（リングを縫いつけた糸が外れて、弁座が弁輪部から離脱している状態）です！

医師 そうですね。確認に経食道心エコー検査（TEE）は施行すべきですね。MRの程度はどうでしょう？ 前回から変わっていますか？

技師B 経胸壁心エコー検査（TTE）では、以前からmoderate程度のMRが指摘されていますが、アーチファクトによりMRの全容がはっきりしていません。吸い込み血流が大きくmoderate以上と推測はしているのですが、前回よりも増悪しているか

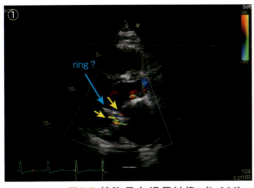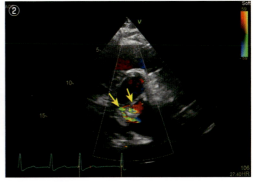

図2● 傍胸骨左縁長軸像（LAX）カラー像と短軸像（SAX）カラー像
①LAXカラー像：MR jetは2カ所から吹く。MR jetの間の高輝度部はringか？
②SAXカラー像：MR jetは2カ所から吹く。

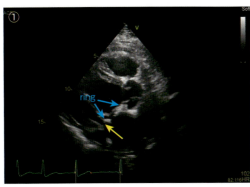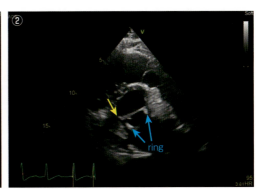

図3● 傍胸骨左縁長軸像（LAX）と短軸像（SAX）
①LAX、②SAX
後交連部側のringと弁輪間にecho free space（黄色矢印）が観察される。

もしれません（図1-②）。

医師 弁置換や弁輪形成でリング縫縮をしているとアーチファクトの影響が強く、TTEでの観察は限界がありますね。この患者さんは歩行時の息切れなどの症状も出てきて、MRの増悪も考えられます。観察不良で判然としない部分があるようなら、主治医にTEE施行の是非を判断してもらってください。

2）経食道心エコー（後日施行）

技師B やはりring外側の欠損孔によるPVLだったのですね。しかもsevere MRでしたか。

医師 そうですね。しかし単純な欠損孔によるMRではないですよ。

技師B え？！ うーん、severe MR はringの外側から吹いていますよね？ あと、その内側にもMRがあるようですが。

医師 いいところに気がつきましたね！ MRは2カ所から吹いています。TTEでも見えましたね。A3側のring外側に欠損孔があり、ここを通過するPVLが見られます。さらに、この欠損孔付近にringの detachmentが見られ、後尖がLV側に落ち込んでおり、欠損孔を介さない経弁逆流（transvalvular leakage；TVL）もあります（図4-①②）。両者が合併してMRを多量にしているようですね。3Dエコーで見ると欠損孔がはっきり見えます（図4-③）。

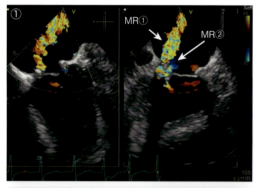
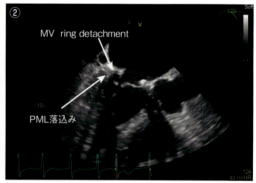
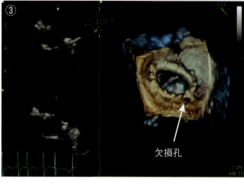

図4● 経食道心エコー
①二腔像：MR①はring外側の欠損孔から吹くPVL。MR②はring内側から吹く偏在したTVL。
②三腔像：ring detachmentにより、僧帽弁後尖（PML）が左房側に落ち込んでいる。
③僧帽弁位3D像：A3側のMAP ring外側に欠損孔を認める。

技師A 本当ですね。TTEではここまではわからなかったですね。

医師 このままだと、症状もひどくなり心不全も増悪していくでしょう。再手術をするべきと判断できますね。

医師からのワンポイント解説

❶弁置換術後に弁逆流を認めたら？

弁のどこから逆流jet（leak）が吹いているのかをよく観察します。吸い込み血流を検出し、弁輪の内側か外側かを判別しましょう。

①経弁逆流（TVL）

　ⅰ）術直後から認める少量のTVL＝人工弁の機能性逆流

機械弁、生体弁ともに圧を逃がすため、また血栓形成の抑制のために必ず存在します。機械弁は種類によりリークの吹き方が異なりますが、人工弁輪内のわずかな逆流は異常所見ではありません。

　ⅱ）中等度量以上のTVL、前回検査時に認めない新たなTVLの出現

異常所見の疑いがあります。

生体弁や弁形成後の自己弁は弁破壊の疑いもあり、リークが偏位していないか確認しましょう。

生体弁は経年劣化するので、変性、硬化、パンヌスなどの有無を観察しましょう。

機械弁は血栓やパンヌスなどにより弁葉の可動性が低下していることが疑われます。

②弁周囲逆流（PVL）

　ⅰ）術直後から認める少量のPVL

ほとんどが糸をかけた針穴からによるもので、少量であれば問題はありません。

　ⅱ）ⅰ以外のPVL

異常所見の疑いがあります。

特に、吸い込み血流が大きく逆流量が多いと思われる場合や、弁座の動揺が疑われる場合は問題となります。PVLを見つけたら、原因検索、逆流の重症度評価、周囲に異常構造物がないかの検索を行う必要があります。針穴のみでなく、弁周囲の組織（外側）が破れることで生じる例もあります。

まれに僧帽弁輪石灰化（MAC）が高度な患者の弁置換時、石灰化が縫合部位にはまり込み、PVLが出ることがあります。

僧帽弁、大動脈弁の両弁置換の場合、僧帽弁輪と大動脈弁輪の間からPVLが生じることがあります。

❷弁輪形成術後の検査ポイント

①リングの外側や、通常とは違う部位からの逆流がないか

　リングの外側から逆流 jet が吹いていたら欠損孔や ring detachment を疑います。

② ring detachment を確認したら、なぜそうなったのか理由を考えましょう。

　ⅰ）感染性心内膜炎（infective endocarditis；IE）の検索

縫合糸や ring の感染、縫合部周囲組織の断裂などを考えます。僧帽弁、三尖弁内側の線維輪で ring が外れることはあまりありませんが、破壊的な菌の感染では起こりえます。大動脈弁周囲の膿瘍がないかも注意して観察しましょう。

●アドバイス

TTE での人工弁評価はアーチファクトで判別困難な場合が多く、過小評価に陥りやすいため、多方向から観察することが大切です。人工弁の異常が疑われる場合には積極的に TEE を行うべきで、そのため TTE のレポートには TEE へ精査を促す旨を記載することが重要です。

［原口　悠］

CASE 14
弁の術後、発熱のある患者で心エコーのオーダーあり。何を見る？

> **患者サマリー**　　86歳、男性。
> **主訴**：全身倦怠感、呼吸苦、悪感、発熱（39℃）。
> **既往歴**：慢性心不全、慢性腎不全（透析）、糖尿病、虚血性心疾患。1カ月前に冠動脈バイパス術、僧帽弁形成術施行。
> 　数日前より全身倦怠感があり、咳嗽を認めていた。透析施行後に呼吸苦、悪感、発熱（39℃）出現し改善しないため救急車にて搬送。

事前情報チェック

1）血液データ所見（表1）

　NT-pro BNPが上昇して心不全傾向があります。LDH上昇は弁の逆流による溶血の影響の可能性があります。PT、PT-INRは抗凝固薬のワーファリン服用により延長しています。CRP上昇、白血球増加は感染性心内膜炎（IE）の疑いがあります。

表1 ● 血液データ

項目	結果値	基準値	単位	判定
総タンパク	6.4	6.5-8.2	g/dL	低値
AST（GOT）	38	10-40	U/L	
ALT（GPT）	12	5-45	U/L	
LDH	433	120-245	U/L	高値
γ-GTP	38	M 79以下	U/L	
CPK	43	M 50-230	U/L	低値
総コレステロール	152	150-219	mg/dL	
中性脂肪	84	50-149	mg/dL	
HDLコレステロール	55	M 40-80	mg/dL	
LDL-C（計算）	80	70-139	mg/dL	
HbA1c	5.4	4.6-6.2	%	
グルコース	155	70-109	mg/dL	高値
尿酸	3.4	M 3.6-7.0	mg/dL	低値
尿素窒素	13	8.0-20.0	mg/dL	
クレアチニン	6.12	M 0.65-1.09	mg/dL	高値
ナトリウム	145	135-145	mEq/L	
カリウム	3.7	3.5-5.0	mEq/L	

項目	結果値	基準値	単位	判定
クロール	107	98-108	mEq/L	
CRP（定量）	2.42	0.30以下	mg/dL	高値
Dダイマー	10.2	1.0以下	μg/ml	高値
TSH	12.84	0.50-5.00	uIU/	高値
遊離T4	1.45	0.90-1.70	ng/dL	
NT-proBNP	820935	125以下	pg/mL	高値
白血球	14690	3500-9700	個/uL	高値
赤血球	412	M 438-577	10^4/uL	低値
ヘモグロビン	12.7	M 13.6-18.3	g/dL	低値
ヘマトクリット	41	M 40.4-51.9	%	
血小板	14.1	14.0-37.9	10^4/uL	
MCV	100	M 83-101	fL	
MCH	30.8	M 28.2-34.7	pg	
MCHC	31	M 31.8-36.4	%	低値
PT	14.9	10.0-13.0	秒	高値
PT-INR	1.25	0.90-1.13		高値
APTT	33.2	26.0-38.0	秒	

2）弁膜症治療

　僧帽弁形成術（MAP）：弁輪縫縮（Physio II ring ™ 26mm）を1カ月前に施行しました。冠動脈バイパス術（CABG）も同時に施行しています。

107

3）前回心エコー検査

明らかな弁異常や弁周囲に異常構造物は見られませんでした。陳旧性心筋梗塞。

4）その他

検査時血液培養は陰性。敗血症性ショック所見はありませんでした。

心エコー検査前のチェックポイント

❶ NT-pro BNP高値。
❷ LDH上昇。
❸ 発熱、CRP上昇、白血球増加。
❹ 人工弁異常はないか？ 心機能低下はないか？

以上4点を念頭に、「心不全の原因は？ LDH上昇は弁逆流による溶血の影響なのか？ 感染性心内膜炎を疑う所見はあるか？」これらの原因を精査するつもりで検査に臨みましょう！

心エコーカンファレンス

1）経胸壁心エコー

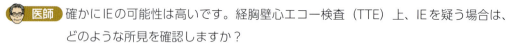

技師B 弁膜症術後に発熱があり、感染性心内膜炎を疑って検査を行いました。両心不全所見はありましたが、IEを疑う明らかな所見は認められませんでした。何か見落としてしまったのではないかとモヤモヤした気持ちです（図1-①②）。

医師 確かにIEの可能性は高いです。経胸壁心エコー検査（TTE）上、IEを疑う場合は、どのような所見を確認しますか？

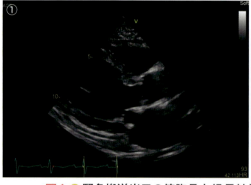
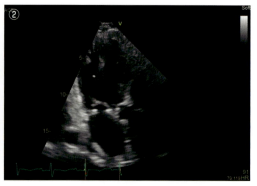

図1 ● 緊急搬送当日の傍胸骨左縁長軸像（LAX）と心尖部三腔像（APLAX）
①LAX、②APLAXともに明らかなIEを疑う所見は認められない。

> 技師B　弁周囲に疣腫を疑う異常構造物がないかを観察します。
> 技師A　弁輪部膿瘍は弁周囲のエコー輝度がlow densityに見えます。
> 医師　そうですね。IEによる弁逆流もありますね。生体弁だと弁破壊による逆流、機械弁だと疣腫によって弁閉鎖が阻害された逆流が生じるかもしれません。
> 技師B　今回のTTEでは明らかな弁周囲逆流（paravalvular leakage；PVL）、経弁逆流（transvalvular leakage；TVL）は認めず、圧較差も正常範囲でした。
> 医師　そうでしたか。発熱が続くようならTTEで経過観察は必須ですね。そして早めに経食道心エコー検査（TEE）を施行して確認しましょう。疣腫があると脳梗塞になるリスクがありますし、弁輪部膿瘍は弁周囲が弱くなり弁と周囲組織の間に離開が生じて、多量の逆流による急性心不全になる可能性があるので、早めに指摘することが重要です。

2）経食道心エコー（緊急搬送時から1カ月後）

> 技師A　左房壁が著しく肥厚しています。エコー輝度はlow densityなので膿瘍でしょうか？
> 医師　そうですね。僧帽弁の人工弁輪（ring）から連続して、左房壁が著明に肥厚しています。内部にlow echo部が見られ膿瘍を形成していると思われます。この症例では左房壁の膿瘍を伴う炎症性肥厚は二方向にあり、1つは大動脈後方の左房壁内で非常に大きく、一部は左冠尖（left coronary cusp；LCC）と無冠尖（non coronary cusp；NCC）の間に入り込んでいます。もう1つは左房後壁に見られます。感染性心膜炎による膿瘍形成と判断します（図2-①②）。
> 技師A　TEEと同じ日に施行したTTEでは、心尖部五腔像にて左房壁肥厚が確認できました（図3-①）。前回のTTEで左房壁の肥厚は指摘できませんでした。画像を見直し

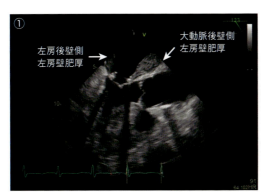 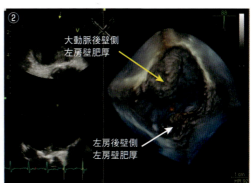

図2 ● 経食道心エコー
①三腔像：左房壁が著明に肥厚している。内部はlow densityで膿瘍疑い。
②左房内3D像：大動脈後壁側（黄矢印）、左房後壁側（白矢印）の二方向の壁肥厚を認める。

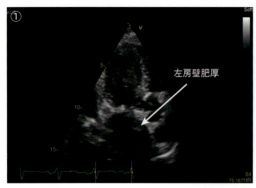 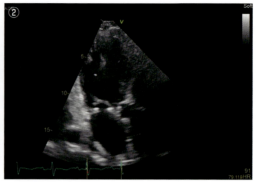

図3 ● 傍胸骨左縁長軸像（LAX）
①緊急搬送時から1カ月後、TEE施行同日：大動脈側に内部low densityの左房壁肥厚を認める。
②緊急搬送時：はっきりした左房壁肥厚は認めない。

てもぼんやりしてはっきりしていませんね（図3-②）。弁自体や弁周囲にばかり注目していて、左房壁は考えていませんでした。

医師　画像を比べると、前回とは明らかに異なり肥厚がはっきり見えます。前回から日にちが経っているので、その間に肥厚した可能性もあります。
　　　TEEに比べTTEで疣腫を検出できる確率は低いです。TTEで疣腫がなくても、原因不明の高熱が続く場合や、血液培養で細菌が検出された場合はTEEを行いましょう。

医師からのワンポイント解説

❶弁形成術後の感染性心膜炎疑い、何を見る？

①弁周囲に異常構造物はないか？→疣腫の検索

②弁周囲に低エコー領域（low density area）はないか？→弁輪部膿瘍の検索
　人工弁では弁輪部に単独で膿瘍が発生する場合もあります。

③弁逆流はないか？

→生体弁は弁破壊、機械弁は疣腫によって弁閉鎖が阻害され、弁逆流が発生する疑いがあります。

●**アドバイス**

疣腫の原因となる菌は人工物が大好き！　人工弁やペースメーカーリードには疣腫が発生しやすく、IEになりやすいです。人工物が挿入されている症例や術後の原因不明の発熱はIEの可能性が高くなります。また、IEの原因となった菌が破壊性の強い菌の場合、弁が裂けたり、台座が外れることがあり、緊急手術となることもあります。血液培養などで菌の特定もできれば知りたいところです。

［原口　悠］

CASE 15
人工弁通過血流速度の上昇を認めたら何を考える？

> **患者サマリー**　79歳、女性。
> **主訴**：2カ月ほど前から両下肢に浮腫出現、階段昇降時に息切れあり。
> **既往歴**：26年前に大動脈弁置換術（機械弁）を施行。

事前情報チェック

1）血液データ所見（表1）

NT-pro BNPが上昇して心不全傾向があります。PT、PT-INRは抗凝固薬のワーファリン服用により延長しています。

表1 ● 血液データ

項目	結果値	基準値	単位	判定
CRP	0.66	0.30以下	mg/dL	
LDH	243	120-245	U/L	
NT-proBNP	992	125以下	pg/mL	高値

項目	結果値	基準値	単位	判定
白血球	7810	3500-9700	個/uL	
PT	18.3	10.0-13.0	秒	高値
PT-INR	1.49	0.90-1.13		高値

2）弁透視：弁葉開放角撮影

大動脈弁位人工弁（機械弁）右側弁葉の開放がやや低下しています（図1-①②）。

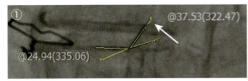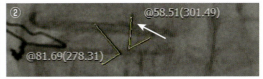

図1 ● 大動脈弁開放角撮影像
①閉鎖時、②開放時。左側に比べ右側弁葉の可動性が低下している（白矢印）。

3）弁膜症治療

大動脈弁置換術（機械弁；二葉弁［セント・ジュード・メディカル社製］）を26年前に施行しました。

4）前回心エコー検査時

以前からpatient prosthesis mismatch（PPM）が疑われています。

明らかなPVLはなく、TVLはmildでした。大動脈弁位人工弁のVmax 3.16m/sec、EOA 1.21cm^2、EOAI 0.83cm^2/m^2。

📖 用語解説 【人工弁患者不適合（patient prosthesis mismatch；PPM）】

PPMとは大動脈弁置換術において、患者の体格に比べて不適切に小さいサイズの弁が留置され、人工弁通過血流速度が高値を示す状態です。有効弁口面積指数（EOAI）が≦0.85cm^2/m^{2}でPPM疑いとし、EOAI≦0.65cm^2/m^{2}で高度PPMとされています[1]。
- 弁置換術直後から通過血流速度が上昇していたらPPMと考えられます。
- 体格が小さい人はPPMになりやすいです。

心エコー検査前のチェックポイント

❶NT-pro BNP高値。

❷大動脈弁位人工弁（機械弁）右側弁葉の開放低下疑い。

❸前回値と比べて人工弁通過血流速度の上昇、有効弁口面積の変化はあるか？

以上3点を念頭に、「心不全の原因は？ 人工弁機能異常はないか？」これらの原因を精査するつもりで検査に臨みましょう！

心エコーカンファレンス

1）経胸壁心エコー

技師B 26年前にAVR（機械弁）を行っています。以前から人工弁通過血流速度の上昇、EOAIの低下を認めていました。特に症状はなく経過をみていましたが、2カ月前から症状が出てきたようです。今まではPPM疑いでしたが、徐々に最大通過血流速度が上昇しEOAIは減少しているので、人工弁狭窄の疑いがでてきました（図2、表2）。

心エコー上は明らかな心不全所見はありませんでした。

医師 なぜ今まではPPM疑いとしていたのでしょうか？

技師B 当院で検査開始時からEOAIは0.85以下で、今まで著変なく、自覚症状もないため、PPM疑いとしてフォローされていました。

技師A 26年前の手術直後のEOAIはわからないですよね？ いつからEOAIが低値かは不明なのでPPM疑いとは言い切れないと思います。経胸壁心エコー検査（TTE）で

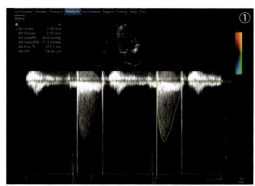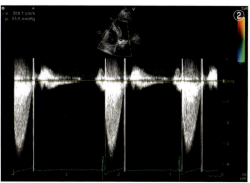

図2 ● 人工弁通過血流波形

①3カ月前：Vmax 3.16m/sec、meanPG 21.3mmHg、EOAI 0.83cm^2/m^2
②現在：Vmax 3.56m/sec、meanPG 29.0mmHg、EOAI 0.74cm^2/m^2

表2 ● TTEドプラ計測評価の経時変化

	2年前	1年前	3カ月前	現在
最大速度：peak V（m/s）	2.65	2.61	3.16	3.56
平均圧格差：mean PG（mmHg）	16.6	14.6	21.3	29.0
有効弁口面積：EOA（cm^2）	1.18	1.17	1.21	1.08
有効弁口面積係数：EOAI（cm^2/m^2）	0.82	0.80	0.83	0.74
DVI	0.32	0.33	0.33	0.29
加速時間：AT（msec）	109.6	96.0	116.8	124.6
一回拍出量：SV（mL）	72.6	64.2	96.5	102.3
一回拍出量係数：SVI（mL/m^2）	50.0	43.9	66.6	70.1

DVI（doppler velocity index）：左室流出路血流時間積分値／人工弁通過血流時間積分値

はアーチファクトにより弁の異常構造物の有無も不明ですし、人工弁の開放・閉鎖不全つまり人工弁機能不全も疑っていいのでは？

医師 なるほど。ではまず、人工弁通過血流速度が上昇する原因から考えましょう。手術直後から通過血流速度が速く、経時的に変化がなければPPMと考えていいですね。経時的、もしくは急に人工弁通過血流速度が速くなった場合は何を疑いますか？

技師B 人工弁機能不全による弁狭窄です。血栓やパンヌス形成により弁葉が開放制限を起こし狭窄している状態を考えます。ほとんど弁葉が開放しないか、高度の開放制限がある場合はstuck valveといわれています。stuck valveは常に出現する場合と、一過性に出現する場合があり、一過性では見落としの原因となります。両弁葉が一過性に開放しない場合、失神することがあります。

技師A ほかには……弁に異常はなくても、高心拍出状態であれば通過血流速度が速くなります。

医師 その通り。左室からの一回拍出量が大きければ、大動脈弁位人工弁の通過血流速度は速くなりますね。高拍出状態とは甲状腺疾患、貧血、シャントなどがあります。あとは通過血流速度の計測が不適当な場合もありえますね。

> **技師B** それは、ないはずです！（汗）
> **医師** では、だいじょうぶですね。この症例は特に高拍出状態の所見はないので、PPMか人工弁機能不全を疑います。開放角検査を見ると、右側の弁葉の開放・閉鎖の両方の角度が左側に比べやや悪くなっているようですね。やはり経時的な狭窄の増悪が疑われます。パンヌスなどが入り込んでいるのではないかと推測されるので、経食道心エコー検査（TEE）で確認をしましょう。

2）経食道心エコー

> **技師A** Bモードの観察ではアーチファクトの影響により、人工弁の異常構造物の有無ははっきりしませんね（図3-①）。カラードプラにしても観察不良です（図3-②左）。
> **医師** そうですね。そこで3Dエコーが活躍します。このカラー3Dエコー像では、中隔側弁葉の流出が小さく見えます（図3-②右）。中隔側弁葉の開放が阻害され、駆出血流の流量低下があると思われます。おそらくパンヌスによる人工弁狭窄の疑いがあると考えられます。
> **技師B** 狭窄の原因が血栓かパンヌスかは判別できるのですか？
> **医師** エコーでの見た目ではわかりません。血栓性の狭窄は急性期に多いのに対し、パンヌスによる狭窄は慢性の経過をたどることが多いです。この症例は徐々に狭窄の増悪が見られるので、パンヌスと推測されますね。
> **技師A** 開放角検査では片側だけ軽度の開放低下ですが、狭窄になるのですね（図1）。
> **医師** もともと狭小弁であったので、少し弁の開閉が悪くなるだけで、EOAIはさらに小さくなってしまいます。また、人工弁の開閉に大きな問題がなくても、パンヌスが人工弁下に増生することで弁口が狭窄してしまうことがあります。この症例は大動脈弁再置換術が必要と考えます。

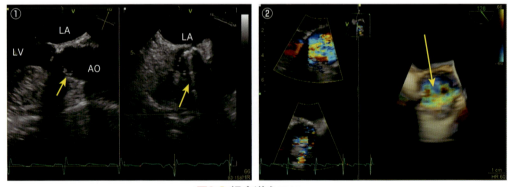

図3● 経食道心エコー
①可視範囲では人工弁（矢印部）に異常構造物なし、アーチファクトで観察不良部位あり。
②大動脈弁位3Dカラー像：中隔側弁葉の一部（矢印部）からの流出が小さい。

医師からのワンポイント解説

❶人工弁通過血流速度の上昇を認めたら？
人工弁通過血流速度が上昇する原因は以下の4つです。
① 人工弁機能不全（狭窄）
② PPM
③ 高心拍出状態
④ 血流速度の計測が不適当

弁置換術後から通過血流速度が上昇していたらPPMと考えられます。

高心拍出状態を生じる原因（甲状腺疾患、貧血、シャントなど）を除外し、ドプラ計測が正確であれば、狭窄の疑いがあります。

ⅰ）人工弁に狭窄をきたす異常構造物はないか？ 弁の開放は良好か？ を確認しましょう。
ⅱ）人工弁機能評価指標（表3、4）の計測項目について、前回検査があれば術直後と変化がないかを比較しましょう。

❷人工弁機能不全（prosthetic valve dysfunction）の原因は？
① パンヌス・血栓（機械弁・生体弁）
ⅰ）血栓性の狭窄は弁置換直後の急性期に多く、パンヌスによる狭窄は慢性期に多いです。
ⅱ）血栓は台座付近につきやすく、弁葉は動いているので血栓は発生しにくいです。
ⅲ）機械弁ではヒンジ部に血栓やパンヌスがはまり込み、stuck valveになることがあります。

② 硬化や肥厚などの弁尖の変性（生体弁）
生体弁は経時的に劣化します。劣化のサインは弁葉の肥厚、可動性低下、経弁血流速の増加や圧較差の増大、TVLの増加です。生体弁は正常であれば、弁口は開放時に円形になりますが、硬化すると三角形になってきます。ただし、円形でも弁口面積自体が狭小化している可能性もあるので注意が必要です。

③ 感染性心内膜炎（弁周囲）
Chapter 5 CASE14（p.107）参照。

●アドバイス
 弁開放時にカラードプラが片方の弁葉にしか見られない場合は、stuck valveの疑いがあります。特に大動脈弁位人工弁はTTE評価が難しいので、カラードプラ法が役立ちます。

Chapter5 弁膜疾患評価はエコーがスター☆

表3 大動脈弁位人工弁の狭窄評価
（文献1より引用改変）

	正常	狭窄疑い	高度狭窄疑い
最大速度 peak V（m/s）	＜3.0	3.0〜4.0	＞4.0
平均圧較差 mean PG（mmHg）	＜20	20〜35	＞35
左室流出路VTI/ 人工弁通過血流VTI	≧0.30	0.29〜0.25	＜0.25
有効弁口面積 EOA（cm²）	＞1.2	1.2〜0.8	＜0.8
通過血流速度波形	三角形 ピークは前半	-	丸く 左右対称
加速時間 AT（msec）	＜80	80〜100	＞100

AT（acceleration time）：加速時間

表4 僧帽弁位人工弁の狭窄評価
（文献1より引用改変）

	正常	狭窄疑い	高度狭窄疑い
最大速度 peak V（m/s）	＜1.9	1.9〜2.5	＞2.5
平均圧較差 mean PG（mmHg）	≦5	6〜10	＞10
僧帽弁通過血流VTI/ 左室流出路VTI	＜2.2	2.2〜2.5	＞2.5
有効弁口面積 EOA（cm²）	＞2	1〜2	＜1
PHT（msec）	＜130	130〜200	＞200

PHT（pressure half time）：圧半減時間

《引用・参考文献》

1）Zoghbi, W et al. Recommendations for evaluation of prosthetic valves with echocardiography and doppler ultrasound: a report From the American Society of Echocardiography's Guidelines and Standards Committee and the Task Force on Prosthetic Valves, developed in conjunction with the American College of Cardiology Cardiovascular Imaging Committee, Cardiac Imaging Committee of the American Heart Association, the European Association of Echocardiography, a registered branch of the European Society of Cardiology, the Japanese Society of Echocardiography and the Canadian Society of Echocardiography, endorsed by the American College of Cardiology Foundation, American Heart Association, European Association of Echocardiography, a registered branch of the European Society of Cardiology, the Japanese Society of Echocardiography, and Canadian Society of Echocardiography. J Am Soc Echocardiogr. 22, 2009, 975-1014

［原口　悠］

知っているか知らないかで生死を分ける大動脈疾患

Chapter 6

INTRODUCTION

大動脈解離とは？

　大動脈壁は外膜・中膜・内膜の三層構造からなります。大動脈解離（aortic dissection）とは「大動脈壁が中膜のレベルで二層に剥離し、動脈走行に沿ってある長さを持ち二腔になった状態」（図1）で、大動脈壁内に血流もしくは血腫が存在する動的な病態をいいます[1]。上行大動脈に解離を伴う場合、心タンポナーデや破裂によりショックになることが多く、迅速かつ適切な診断をしなければ死に至ってしまいます。

　flapには通常1〜数個のtearが存在し、これを介して真腔と偽腔が交通することになります。真腔から偽腔へ血流が入り込む部位を入口部（entry）、偽腔から真腔へ血流が流れ込む部位を再入口部（reentry）といいます。tearがはっきりしないこともあります。

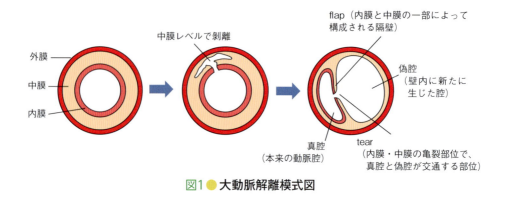

図1 ● 大動脈解離模式図

大動脈解離の分類

1）解離の範囲からみた分類（図2）

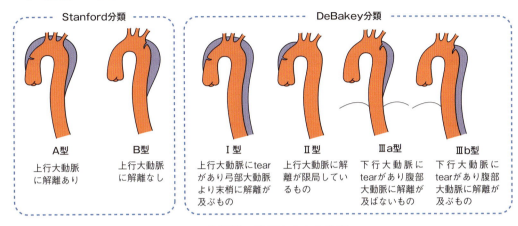

図2 ● 解離の範囲からみた分類

2）偽腔の血流状態による分類（表1）

表1 ● 偽腔の血流状態による分類

偽腔開存型	偽腔閉塞型	ULP型
偽腔に血流があるもの 部分的に血栓が存在する場合や、大部分の偽腔が血栓化していてもULPから長軸方向に広がる偽腔内血流を認める場合はこの中に入る	三日月形の偽腔を有し、tear（ULPを含む）および偽腔内血流を認めないもの	偽腔の大部分に血流を認めないが、tear近傍に限局した偽腔内血流を認めるもの

用語解説 【ULP（ulcer-like projection）：潰瘍様突出像】

偽腔の一部に、動脈造影検査などの画像診断で見られる小突出所見です。サイズにかかわらず病態が不安定であることから、厳重な監視を必要とします。

3）病期による分類（表2）

表2 ● 病期による分類

超急性期	発症48時間以内
急性期	発症2週間以内
慢性期	発症後2週間を経過したもの

《引用・参考文献》
1）大動脈瘤・大動脈解離診療ガイドライン（2011年改訂版）．循環器病の診断と治療に関するガイドライン（2010年度合同研究班報告）．http://www.j-circ.or.jp/guideline/pdf/JCS2011_takamoto_d.pdf

［田原静香］

CASE 16
大動脈解離では何を評価？どう解釈する？

　経胸壁心エコー検査（TTE）では解離の有無、心嚢液貯留、心タンポナーデ、大動脈破裂、大動脈弁閉鎖不全（AR）、冠動脈灌流障害などを評価しなければなりません。各所見をどのように解釈するとよいでしょうか？ 実際の症例を見ながら考えていきましょう。

> **患者サマリー**　91歳、女性。
> **既往歴**：高血圧、脂質異常症（他院通院・加療中）。
> **主訴**：右上肢麻痺、頭痛、嘔気、動悸。
> 　上記症状にて前医（脳神経外科）を受診した。前医のMRIにて右腕頭動脈閉塞および大動脈解離を認め、当院に救急搬送された。到着時、胸背部痛はなかった。3日前に頭痛・嘔気があり他院を受診したとの情報あり。血圧：右上肢79/34mmHg、左上肢97/72mmHgで左右差がある。

事前情報チェック

1）12誘導心電図所見（図1）

　洞調律で心拍数84回／分。明らかなST変化はありません。左軸偏位（左脚前枝ブロック）が見られます。

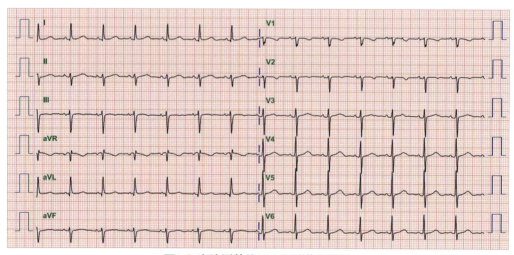

図1● 当院到着後の12誘導心電図

心エコーカンファレンス

1）当院到着後の心エコー

技師B 救急車で来院された方の心エコーを撮ってきました！ 上行大動脈にflapが見られたので、Stanford A型の大動脈解離で間違いありません！（図2）

医師 なるほど。ほかには？

技師B え？……あっ、心嚢液が全周性に少しありました！ あとは、えっと……。

技師A Bさん！ それでは情報が全然足りないですよ！

医師 flapの有無はもちろん大事なことですが、大動脈解離とわかった場合、ほかにも評価しなければならないことがたくさんあります。記録してきた画像を見ながら確認しましょう。Aさん、大動脈解離を見たら、観察しなければならない項目は何でしょう？

技師A まず、心嚢液が貯留していないかを確認します。

医師 そうです。この症例では少し貯留していたようですね？ では、心嚢液が貯留していたら、注意しなくてはいけないことは何でしょうか？

技師A 心タンポナーデになっていないかどうかです。

> **用語解説 【心タンポナーデ】**
>
> 　心嚢液貯留によって心膜腔内圧が上昇し、心室の拡張が妨げられる状態です。心嚢液が徐々に貯留した場合には心膜が伸展しますが、急激に貯留した場合、心膜は伸展せず心臓を圧迫していきます。心腔内圧よりも心膜腔内圧が上回ると、心房・心室が拡張できない状態となります。それに伴い、心臓からの拍出量が低下、血圧低下をきたし、代償機序が破綻するとショックとなります。
> 　TTEでは、心拍出量（SV）の低下、虚脱所見（心膜腔内圧が心腔内圧を上回っていることを示唆する所見）や心室流入血流呼吸変動、右心不全徴候を評価することができます。

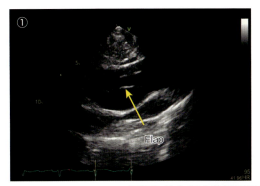 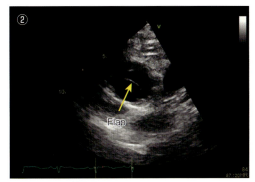

図2 ①上行大動脈長軸像、②上行大動脈短軸像

> 📖 **用語解説 【代償機序】**
>
> V＝I×R（オームの法則：電圧＝電流×抵抗）を用いて考えることができます。
> MAP － RAP ＝ CO × TVR × 80
> CO ＝ SV × HR
> 　MAP（BP）：平均血圧、TVR：末梢血管抵抗、CO：心拍出量、SV：一回拍出量、HR：心拍数、RAP：平均右房圧。
> 　例えば、血圧低下・SV低下を補うためにHR・TVRを上昇させるというように、いずれかが低下・上昇した場合には、他因子で補おうとする代償機序が働きます。この働きが破綻するとショックになります。

医師　その通りです。それが一番怖いですね。

技師B　すみません。心室流入血流の呼吸変動は記録できていません……。IVCは22.3mmと拡張しており、呼吸変動も乏しく、右心不全の可能性があります。心嚢液は貯留していましたが、SV 50.8mL、CO 4.3L/min（HR84回／分）と低下はなく、右室や右房の虚脱所見もなかったので、心タンポナーデは明らかでない！……と思います（汗）。

医師　現時点ではそのようですね。では、胸骨左縁長軸像を見てみましょう。上行大動脈前面部分の脂肪の輝度に注目してみてください（図3）。

技師A　いつも見る脂肪組織に比べると高輝度に見えます。

医師　そうですね。これは大動脈から脂肪内に出血している可能性が疑われる所見です。心嚢液が貯留していること、そして脂肪内出血が疑われることから、大動脈破裂またはoozingしている（血液がじわじわ滲み出ている）可能性があります。現時点では明らかな心タンポナーデの状態にはなっていないようですが、じわじわ出血が進むと、心タンポナーデになる可能性があるので、注意が必要です。また、もしも心嚢液内に凝血塊やフィブリン様エコーを認めたら、それは出血している証拠といえます。

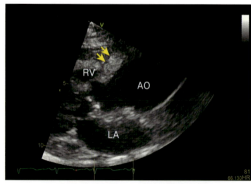

図3 ● 高位肋間胸骨左縁長軸像
大動脈前面の脂肪が高輝度に観察される。

技師A 心嚢液が見られない症例に遭遇することもありますが、その場合は出血していないと考えてよいのでしょうか？

医師 そういうわけではありません。上行大動脈の後方に破裂した場合、上行大動脈の後ろには心房が位置しており、解剖上、上行大動脈後面と心房は接しているため、心房に押さえられて心嚢液は貯留しにくいと考えられます。この場合、明らかな心嚢液が観察されないことがあります。逆に上行大動脈の前方に破裂した場合には、圧迫するものがないため、後方に破裂した場合と比べて心嚢内に出血しやすく、心タンポナーデになる確率が高いです。

技師B な、なるほど……。

医師 ほかに観察するポイントはわかりますか？

技師A ARがないか確認します。

医師 その通りです。ARがある場合、バルサルバ洞や大動脈弁まで解離が波及している可能性があります。またそれは、心嚢内まで（＝心膜翻転部を越えて）大動脈が解離しているということであり、心タンポナーデになるリスクが高いといえます。ほかにはどうでしょう？

技師A 壁運動が問題ないか見ます。

医師 素晴らしいですね！ その通りです。理由もわかりますか？

技師A はい。冠動脈まで解離が波及した場合、冠血流障害が起きて、心筋梗塞と同じ状態になってしまうことがあるからです。

医師 完璧ですね！ ではこの症例ではどうでしょうか？

技師B 少量または中等度程度のARが見られました。壁運動は問題ありませんでした。

医師 なるほど。もとからARがあったのかもしれませんが、バルサルバ洞や大動脈弁まで解離が波及している可能性は考えなくてはいけませんね。冠動脈は現時点では無事のようですね。では、次に大動脈弁の短軸像を見てください（図4）。よく見る

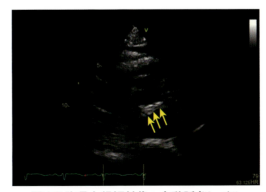

図4 ● 胸骨左縁短軸像；大動脈弁レベル
無冠尖、左冠尖側が厚く観察され、偽腔の血栓閉塞を疑う。

と、無冠尖、左冠尖側が厚く観察されます。これは偽腔が血栓閉塞したものと思われます。おそらくこの部分まで解離しており、大動脈弁が変形したことによってARが生じたと考えられます。

技師A ARがあると急性左心不全も心配ですね。

医師 Aさんさすがです。この症例ではARは少量のようですが、急性の重症AR（急な容量負荷）が発生した場合には、左室は急には拡大できず、左室拡張末期圧が一気に上昇して、急性左心不全になります。

バルサルバ洞や大動脈弁、冠動脈まで解離が及んでいるかどうか、また、冠動脈が真腔、偽腔どちらから灌流されているかの情報は術式にも影響してくるので、ARと壁運動の評価が重要になってきます。

技師A 以上のことは救急エコーでも可能な限り評価しないといけないですね。

これだけは覚えておこう！

大動脈解離を見たら、少なくとも下記3点については必ず評価すること！
❶心嚢液の有無＝心タンポナーデの評価
❷急性AR
❸壁運動異常（ACS）

医師からのワンポイント解説

❶大動脈解離に伴うARのメカニズム[1]
①大動脈基部と弁輪が拡大することによるAR→central AR
②偽腔がcuspを圧排し弁の接合不良に伴うAR→eccentric AR
③弁輪のサポートが壊れcuspが不安定になることによるAR
④可動性のあるflapが大動脈弁を越えprolapseすることによるAR

● AR観察時の注意

急性の重症ARであるにもかかわらず、見かけ上大きなARに見えないことがあります。→左室拡張末期圧が高いとAR jetが過小となってしまうことがあります。大動脈弁の状態や血行動態も考慮してARを評価しましょう。

❷壁運動異常の確認
特に解離が右冠尖・左冠尖に及んでいる場合は虚血に注意しましょう。また、冠動脈まで解離が及んでいる場合以外に、血腫によって冠動脈が圧排され、虚血を引き起こすこともあるため、バルサルバ洞周囲の血腫像を見逃さないよう気をつけましょう（図5）。

❸その他〜豆知識〜

①背側アプローチ[2]

胸部下行大動脈は、背側から脊柱にそって見ていくと描出可能な場合があります。右側臥位にしてプローブを脊柱の左側の肋間で頭側から尾側に向けて当ててみましょう！胸部下行大動脈の解離の状況がわかるかもしれません。胸部下行大動脈は通常の胸骨左縁アプローチでは見えづらいですが、この方法だと非常にきれいに見えることがあります。チャレンジしてみる価値あり！

②真腔／偽腔の見分け方

ずばり、腔の大きいほうが偽腔です。解離は大動脈壁の中膜レベルで裂けます。偽腔側には中膜筋板がないため大動脈圧により拡大しやすく、腔の大きさが真腔＜偽腔となります。また、偽腔には血流が少ないのでもやもやエコーが見えることがあります。解離ではentryの閉鎖が治療目的となるため、可能であれば、entryを見つけましょう。血流の方向が、真腔→偽腔であればentry、偽腔→真腔であればreentryです。

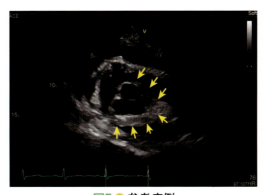

図5● 参考症例
胸骨左縁短軸像（大動脈弁レベル）。
無冠尖・左冠尖後方から右冠尖にかけて血栓化した偽腔（血腫）。

2）ほかの検査データ

医師 最後に、心エコー検査後にあがったほかの検査データも見てみましょうか。

技師B 血液検査の結果が出ていました。大動脈解離で特異的な項目はあるのでしょうか？

医師 血液データのみで大動脈解離を診断するのは困難です。しかし、ヒントとなる項目はいくつかあります。血管の炎症、凝固線溶系の活性化が起こるとDダイマーが上昇します。Dダイマーが陰性であれば大動脈解離はほぼ否定的であり、除外診断に有効です。また、血栓形成がある場合、凝固系の異常（FDP上昇、フィブリ

表1 ● 血液データ

項目	結果値	基準値	単位	判定
総タンパク	6.2	6.5-8.2	g/dL	低値
総ビリルビン	0.8	0.3-1.2	mg/dL	
ALP	167	104-338	U/L	
AST（GOT）	20	10-40	U/L	
ALT（GPT）	9	5-45	U/L	
LDH	395	120-245	U/L	高値
γ-GTP	9	F 48以下	U/L	
CPK	66	F 50-210	U/L	
総コレステロール	187	150-219	mg/dL	
中性脂肪	144	50-149	mg/dL	
HDLコレステロール	54	F 40-90	mg/dL	
LDL-C（計算）	104	70-139	mg/dL	
HbA1c	5.5	4.6-6.2	%	
グルコース	90	70-109	mg/dL	
尿酸	7	F 2.7-7.0	mg/dL	
尿素窒素	24.5	8.0-20.0	mg/dL	高値
クレアチニン	0.97	F 0.46-0.82	mg/dL	高値

項目	結果値	基準値	単位	判定
ナトリウム	145	135-145	mEq/L	
カリウム	4.3	3.5-5.0	mEq/L	
クロール	108	98-108	mEq/L	
Dダイマー	291.1	1.0以下	μg/mL	高値
フィブリノーゲン	66	170-410	mg/dL	低値
CRP	2.23	0.30以下	mg/dL	高値
白血球	13920	3500-9700	個/uL	高値
赤血球	314	F 376-516	10^4/uL	低値
ヘモグロビン	9.4	F 11.2-15.2	g/dL	低値
ヘマトクリット	28.7	F 34.3-45.2	%	低値
血小板	8.4	14.0-37.9	10^4/uL	低値
MCV	91	F 80-101	fL	
MCH	29.7	F 26.4-34.3	pg	
MCHC	32.5	F 31.3-36.1	%	
PT	15.5	10.0-13.0	秒	高値
PT-INR	1.34	0.90-1.13		高値
APTT	48.6	26.0-38.0	秒	高値
トロポニンT	陰性	陰性		

ノーゲン低下、PT延長など）を認めたり、炎症所見として白血球数増加やCRP上昇を認めることもあります。

技師B 本症例でもDダイマーの上昇や、炎症反応、凝固系の異常が見られますね！（表1）

医師 そうですね。また、分枝動脈へ解離が及び重要臓器灌流障害を伴えば、その臓器に関連する項目が異常値を示すことがあります。

技師A CTも結果があがっています。上行大動脈〜大動脈〜両総腸骨動脈にかけての偽腔開存型の大動脈解離だったようです（図6）。

医師 事前に撮影された胸部X線写真をよく見てみると、右第1弓・左第1弓が突出しており、CTと比較すると拡大した上行大動脈と大動脈弓に一致しますね。右第1弓は通常、上大静脈で形成されますが、拡張・蛇行した上行大動脈で形成されることもあります。左第1弓は大動脈弓で形成されます（図7）。

技師A 胸部X線写真では大動脈解離の診断は困難とされていますが、よく見ると手がかりがあるんですね！ TTE前に事前にチェックできれば参考になるかもしれないですね。

医師 胸部X線写真上、急性大動脈解離では縦隔陰影の拡大が見られますが、これは非特異的所見です。また、大動脈壁の内膜石灰化の内側偏位は、解離を示唆する所見とされています[3]。

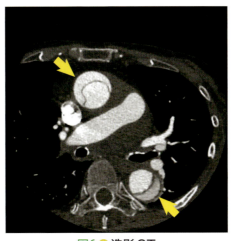

図6 ● 造影CT
偽腔開存型大動脈解離。

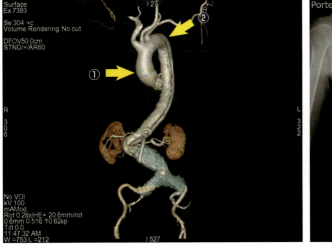 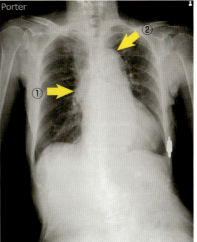

図7 ● 左：造影CT、右：胸部X線
黄矢印①造影CTで上行大動脈拡大と胸部X線で右第1弓の突出が一致。
黄矢印②造影CTで大動脈弓拡大と胸部X線で左第1弓の突出が一致。

《引用・参考文献》
1) Hamirani, YS. et al. Acute aortic regurgitation. Circulation. 126, 2012, 1121-6.
2) Yamaguchi, S. et al. Usefulness of the echocardiographic paravertebral approach for the diagnosis of descending thoracic aortic dissection. J Echocardiogr. 15, 2017, 127-34.
3) 大動脈瘤・大動脈解離診療ガイドライン（2011年改訂版）. 循環器病の診断と治療に関するガイドライン（2010年度合同研究班報告）. http：//www.j-circ.or.jp/guideline/pdf/JCS2011_takamoto_d.pdf

［田原静香］

CASE 17
人工血管周囲に見えるスペースは正常？ 異常？

　人工血管置換術は大動脈瘤や大動脈解離に対して行われる治療で、大動脈の病変部分を人工血管に置き換える手術です。大動脈瘤では瘤の切除、大動脈解離では入口部（エントリ）を閉鎖することが基本です。人工血管自体は耐久性に優れており、入れ替えの必要はほぼないとされていますが、術後の問題点として、吻合部仮性瘤形成や人工血管感染などがあります[1]。

　術後にエコーのオーダーが出たら、どのように評価を行っていますか？ エコーで置換した血管を隅から隅までフォローするのは難しいですが、エコーでも評価できることはあります。心エコー検査時に評価できることを症例とともに紹介します。

患者サマリー
71歳、女性。
既往歴：気管支喘息。
　大動脈弁輪拡張症（AAE）による大動脈弁閉鎖不全（AR）に対し、大動脈弁置換術が施行された。術中に大動脈解離を発症し、上行大動脈人工血管置換術も同時に行われた。大動脈解離は頚動脈および腹部大動脈まで波及しており、後日、胸部ステントグラフト内挿術および頚部3分枝人工血管置換術が施行された。

事前情報チェック

- 大動脈弁は生体弁（CEP MAGNA EASE™ 21mm）に置換されている
- バルサルバ洞は置換されていない
- STJ（sinotubular junction）から人工血管（J Graft™ 28mm）に置換されている

心エコーカンファレンス

1）手術から1年後の定期検査における心エコー

技師B　上行大動脈が人工血管に置換されている方なのですが、人工血管の前面に低エコー領域が観察されました（図1）。これは正常なものなのでしょうか？

技師A　人工血管置換術後にはしばしば観察される気がします。あまり深く気にしたことはなかったのですが……。

医師　そうですね。人工血管周囲の液体貯留は術後にはよく見られます。

技師B　そうなんですね！ でも、その液体貯留っていったいなんでしょうか？

医師 拡大していた大動脈を切り取ったところに、正常な太さの人工血管が入ると、拡大していた血管があった分、人工血管の周りに隙間が生じます。その隙間は術後、空いたままではなく、周囲組織からの滲出液で埋まっていきます。また、周囲組織から血液が滲み出ることもあり、その場合は血腫になります。血腫以外の場合は嚢腫と考えます（図2）。いずれも臨床的に問題がなければ経過観察となります。

技師B では、人工血管周囲に見えるスペースは正常なものと考えてよいのですね？

医師 たいていは問題ない場合が多いですが、危険なこともあるので注意が必要です。どのようなものが危険かわかりますか？

技師A 吻合部からの出血でしょうか？

医師 その通りです。一番危険なものとして吻合部仮性瘤があります。人工血管の縫い目から血管外へ出血している状態です。見つけるためにはカラードプラを当てて、血管外と交通する血流がないかを確認します。また、明らかな血流が見られない場合でも、次回検査時にスペースが拡大してきていないか比較できるように、画像を残したり、スペースの幅を計測したりしておきましょう。

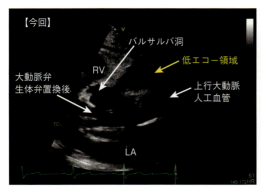 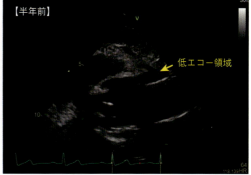

図1 ● 高位肋間からの傍胸骨長軸像

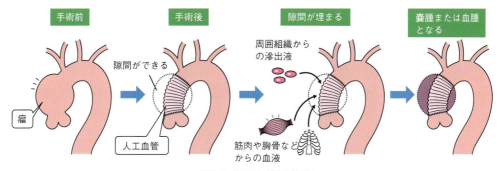

図2 ● 人工血管置換術

> **技師B** せ、先生！　今回の症例ですが、半年前のエコー画像を確認したところ、同じように低エコー領域が見られたのですが、今回の方が幅広くなっていました（図1）。
> **医師** 確かに低エコー領域があって、幅広く見えますね。血流は見られましたか？
> **技師B** はい……バルサルバ洞と低エコー領域の間に血流らしきカラードプラが見られたのですが、これはもしかして……。
> **技師A** えっ！！？？　血流の方向は！？
> **技師B** 収縮期にはバルサルバ洞→低エコー領域、拡張期には低エコー領域→バルサルバ洞でした（図3、4）。
> **医師** つまりto and froということですね。この所見から思いつくものはなんでしょう？
> **技師A** ……仮性瘤ですか？
> **医師** そうです。バルサルバ洞と人工血管のつなぎ目から血管外へ出血している可能性があります。すぐに主治医に連絡しましょう！
> **技師B** は、はい！

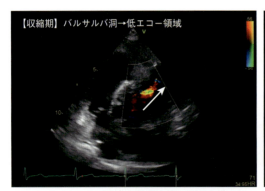 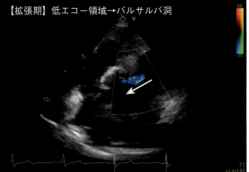

図3● バルサルバ洞-低エコー領域間に見られるカラードプラ

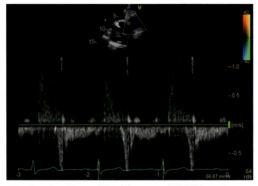

図4● バルサルバ洞-低エコー領域間のパルスドプラ波形

用語解説 【to and fro】

「行ったり来たり」という意味です。動脈と連続する血流が出入りする場所があるということが示唆され、仮性瘤の存在が疑われる所見です（図5）。

人工血管吻合部仮性瘤は、人工血管と生体血管の吻合部の一部または全部が離開し、血管外へ血液が流出することで生じるものです。仮性瘤は、真性瘤と異なり瘤壁に大動脈の壁構造はなく、周囲組織で押さえられているだけなので、破裂しやすく危険です（図6）。

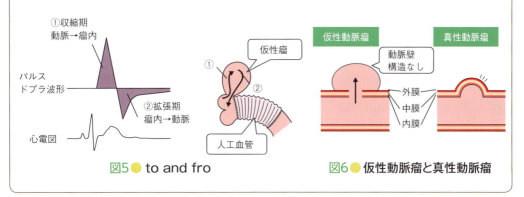

図5 ● to and fro

図6 ● 仮性動脈瘤と真性動脈瘤

技師B　連絡してきました！ CTで確認を行うそうです（図7）。

技師A　前胸部に47×23mmの液体貯留があり、バルサルバ洞と交通していたそうです。

医師　幸いにも今のところ破裂は免れているようですが、仮性瘤は破裂の危険性があり、緊急で処置が必要となる場合もあるから、見つけたら至急報告してください！

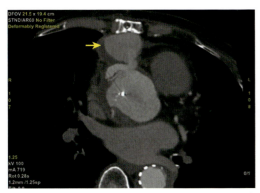 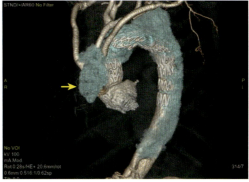

図7 ● CTにて吻合部仮性瘤を確認

医師からのワンポイント解説

❶エコー輝度の違いによる周囲構造物の予想

①低エコーの場合：血液（血腫）または膿瘍（❸参照）。

②高エコーの場合：血液が血栓化したもの（時間が経過した血腫）。

③無エコーの場合：水に近い物質（血漿成分）または最近の出血。

　フィブリン様エコーやもやもやエコーがないか確認しましょう。また、時間が経過し古い血栓が溶解した場合、高or低エコーだったものが無エコーに戻ってしまうので、そうなると血腫か嚢腫かは鑑別不能となります。

❷血液（血腫）が疑われる場合のチェックポイント

①血液の流出源を検索（最重要）

　人工血管吻合部からの出血が最も危険なため、吻合部周囲に血流がないか必ず観察します。仮性瘤が存在すれば、to and froが確認されるはずです。明らかな出血がなければ、周囲組織から滲出した血液と考えられます。しかし、エコーで明らかな出血源を認めない場合でも、人工血管周囲のスペースが拡大してきている場合や吻合部仮性瘤が疑わしい場合は、CTや経食道心エコー検査（TEE）でも確認してもらうようにレポートに記入しましょう。

②血行動態の障害

　心嚢内に出血している場合、心タンポナーデになっていないか確認します。

③冠動脈圧迫

　術後に壁運動が悪い場合、血腫による冠動脈圧排の可能性があります。

④グラフトの変形

　血腫により人工血管が圧迫されて変形していないか確認します。

⑤その他

　血腫により炎症（縦隔炎）を引き起こすことがあります。

❸血腫、嚢腫以外で考えなくてはいけないもの：人工血管周囲膿瘍

　膿瘍の場合、血管周囲に低エコー領域が観察されます。細菌や白血球などが組織に入り込み、エコー輝度はやや高く、不均一となります。

　同じ低エコーといっても、膿瘍は軟らかいものであり、血腫とは異なります。発熱や炎症反応の上昇が見られる場合には特に注意して見ましょう。

おまけ症例

大動脈疾患の2症例を紹介します。

1）大動脈周囲膿瘍（感染）疑い（図8）

大動脈弁置換術後1カ月、微熱が持続していました。経胸壁心エコー検査（TTE）にて上行大動脈と前面の血腫様エコーとの間に一層、低エコー領域が観察されました。後日施行されたTEEでは、人工弁のアーチファクトにより上行大動脈前面の観察は困難でしたが、上行大動脈後方の血管周囲にやや高エコーで内部エコーが不均一なmassを認め、大動脈周囲膿瘍が疑われました。

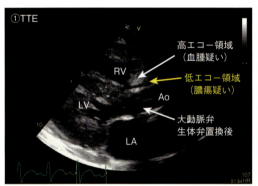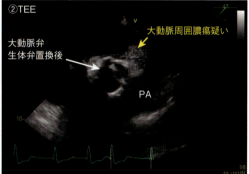

図8 ● 大動脈周囲膿瘍（感染）疑い
①TTE 胸骨左縁長軸像、②TEE 大動脈弁レベル短軸像。

2）漿液腫（seroma）疑い（図9）

大動脈弁置換＋上行大動脈人工血管置換術後、人工血管周囲に無エコー領域が認められました。フィブリン様エコーやもやもやエコーは確認されませんでした。また、無エコー領域に流入する明らかな血流は見られませんでした。出血の可能性を考え、造影CT検査が行われ、人工血管周囲に液体貯留は認めましたが、血液の漏出ははっきりしませんでした。他検査所見からも出血や吻合部仮性瘤は否定的であり、術後に血漿成分が滲出したものと考えられました。血漿であれば、血液と異なり凝固しないため、無エコーのまま経過します。通常、悪化することはありませんが、腫瘤が拡大していく場合は肺動脈が圧排されていないかチェックしましょう。

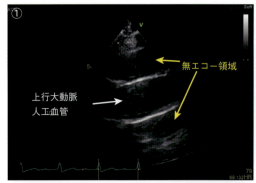
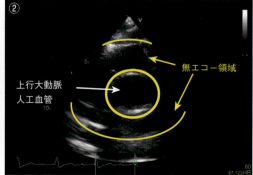
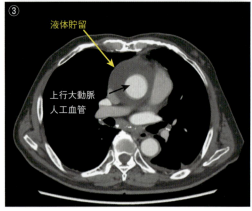

図9● 漿液腫（seroma）疑い
①高位肋間 傍胸骨長軸像。
②高位肋間 傍胸骨短軸像。
③CTで上行大動脈周囲に液体貯留を確認。

《引用・参考文献》
1) Kempczinski, RF. Vascular conduits：An overview. Rutherford Vascular Surgery, Section VI Chap 33. Philadelphia, 2000, 527-618.

［田原静香］

目立つけど診断が難しい心内構造物

Chapter 7

CASE 18
大動脈弁に付着する可動性のある石灰化腫瘍

> **患者サマリー**　83歳、男性。
> **既往歴**：大腸ポリペクトミー、大腸憩室炎、白内障手術。
> **現病歴**：大動脈弁狭窄（AS）、2型糖尿病、高血圧、慢性腎臓病。
> 　30歳代に糖尿病を指摘され、15年前に血液透析開始。1年前に他院でASを指摘された。

心エコーカンファレンス

技師B　大動脈弁に可動性構造物が付着している症例（図1：WEB動画❶）があったのですが、レポートに何と書けばよいのかわからなくて……。経食道心エコーを検討するようには書いたのですが……それだけでよかったでしょうか？

医師　たしかに、可動性の構造物を認めますね。大動脈弁に付着する可動性構造物にも緊急性に違いがあるので、そこでレポートの書き方は変わってきます。
　ところで、この症例は大動脈弁のどこにどのような構造物が付着していたのですか？

技師B　えっ？！（汗）エコー輝度は高かったような……付着部位はちょっと、すみません……。

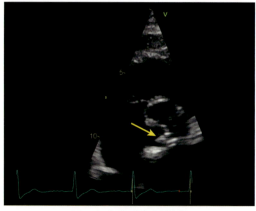

図1 ● 大動脈弁短軸像
可動性構造物（矢印）。

医師：可動性構造物があった場合は、大きさ、形、エコー輝度、付着部位をレポートに記載できるように、しっかり観察する癖をつけてください。そこまで観察したうえで、判断しましょう。

技師B：はい！ わかりました。

医師：それではBさん、この可動性構造物の詳細についてもう一度評価をお願いします。

技師B：はい。大きさは8.8×3.8mmで、形は棍棒状、エコー輝度はかなり高く、硬い印象です。付着部位はNCCの基部あたりでしょうか？

医師：そうですね。あと、大動脈弁の性状はどうですか？

技師B：えーと、全体的に石灰化が強く、severe ASとなっています。

医師：この症例は長期透析患者さんのため、大動脈弁の石灰化がかなり進行しています。その石灰化した弁に可動性構造物が付着していますね。

技師A：この症例はCATですか？

医師：そうです！
石灰化病変に付着し、エコー輝度が高く、コロッとした可動性構造物は石灰化腫瘤であるCAT（calcified amorphous tumor）が考えられますね。

技師B：CAT？？ 大動脈弁に付着する構造物で、疣腫や乳頭状線維弾性腫は知っていますが、CATははじめて聞きました。どのような腫瘤なんですか？

医師：では、CATについて説明しますね。CATは石灰化を伴う非増殖性の腫瘤です。透析患者はCATができやすい傾向にあり、カルシウムやリンなどの代謝異常がCAT形成の一因となっていると考えられています[1]。CATにはカルシウムによる石灰化のみの腫瘤と、カルシウム・血栓が混ざった腫瘤の2種類があるとされ、いずれも大動脈弁では大動脈側にできることが多く、比較的コロッとした形をしています。
CATと疣腫の鑑別は難しいことも多く、確定診断は病理的診断が必要な場合もあります[2,3]。
今回は大動脈弁にCATが付着していましたが、ほかにどんなところに付くと思いますか？

技師B：ほかにも付着するところがあるのですか？！
石灰化腫瘍だから、石灰化する部分に付くということですか？

医師：そのとおりです！

技師A：僧帽弁も大動脈弁と同じように硬化しますから、僧帽弁ですね！

医師：そうです。僧帽弁のMACなどにも付着していることがあるので注意深く観察してくださいね！ （図2-①②：WEB動画❷）

技師A **技師B**：わかりました！

医師：それからCATを見つけたときの注意点もお話しします。

カルシウム・血栓が混ざったCATは抗凝固薬で消失することもありますが、基本は一度できると自然に消失することはないため、経過観察中に消失した場合は、末梢に流れた可能性が考えられます。遊離したCATは、脳梗塞を引き起こす危険性が高いため、すぐに主治医に報告してください[4、5)]。

また、前回あったのに次検査したときになくなっていた場合も、医師にすぐ報告してくださいね！

技師A 技師B わかりました！

医師 今回の症例ではCATと断定できましたが、ほかにも付着する構造物がありますよね。どんなものがあるかわかりますか？

技師B ほかの構造物ですか……付着するものだと疣腫が有名ですよね！

医師 そうですね。疣腫の場合は菌塊なので、水も含んでいるんです。そのため低輝度で、不整形に見えると思います（図3）。

疣腫の可能性は否定できませんが、熱もないので積極的には疑いませんね。Chapter 5でも疣腫の説明をしていますので確認してくださいね（p.93）。

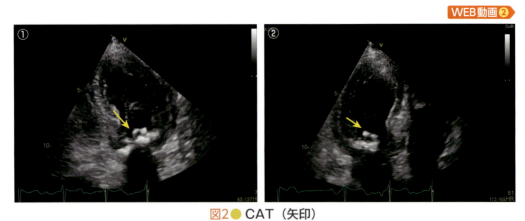

図2 ● CAT（矢印）

①心尖部四腔像、②心尖部長軸像。

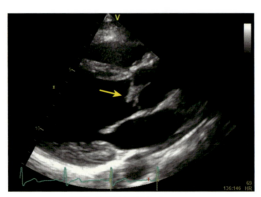

図3 ● 経胸壁心エコー

疣腫（矢印）。

- 技師B：はい！　あと疣腫以外の付着物で知っているのは、乳頭状線維弾性腫だけです。
- 医師：乳頭状線維弾性腫も可動性構造物ですね。どんなエコー画像かわかりますか？
- 技師B：教科書にはよくイソギンチャク様って書いてありますが、実際はまだ見たことはないです。
- 医師：それでは、乳頭状線維弾性腫（図4-①②：WEB動画❸❹、図5）を少し整理してみましょう。

乳頭状線維弾性腫（papillary fibroelastoma）は、原発性良性腫瘍のなかで2番目に頻度が高く、心臓腫瘍全体の約10％を占めており、弁組織から発生する腫瘍としては最も一般的です。好発部位は大動脈弁、次に僧帽弁であり、三尖弁・乳頭筋・腱索・心房・心室にも確認されることがあります[6]。

心エコーでは、ふわふわしたエコー像を呈することが多いです。粘液腫にも似てい

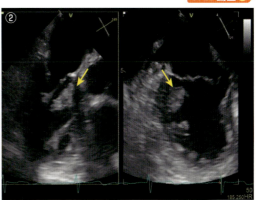

図4 ● 乳頭状線維弾性腫（矢印）
①経胸壁心エコー、②経食道心エコー。

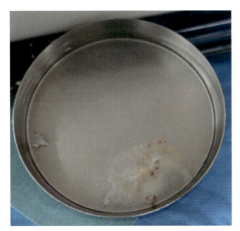

図5 ● 手術で摘出された乳頭状線維弾性腫

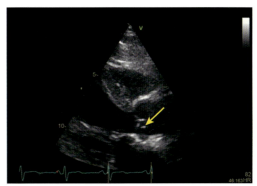

図6 ● 胸骨左縁長軸拡大像
ランブル疣贅（矢印）。

ますが、付着部位の違いや、形態が非常に不均一で表面はイソギンチャク様に揺れ動くように観察されることで鑑別ができます。

通常は無症候ですが、腫瘍または腫瘍に付着した血栓による塞栓症を起こす可能性があるため、無症候でも手術が勧められます。そのため、乳頭状線維弾性腫を見つけたときは、すぐに医師に報告してくださいね！

技師A 技師B わかりました！

技師B 今回の症例はふわふわしているというよりは、構造物自体は硬そうな感じでしたので、乳頭状線維弾性腫ではないですね。

医師 ほかに考えつく可動性構造物はありますか？

技師B ほかに可動性構造物って……？

技師A ランブル疣贅はどうですか？

医師 ランブル疣贅も可動性構造物の1つですね。

ランブル疣贅は、アランチウス結節の一部が紐状に伸びた構造物のことですよね。アランチウス結節とは、大動脈弁尖先端の厚くなっている部分のことです（図6）。今回の症例では、NCCの基部側に付着していましたし、ランブル疣贅は棍棒状のように厚くは見えないので当てはまらないと思います。

ちなみに、ランブル疣贅の場合は問題とされることは少ないとされています。

あと、非細菌性血栓性心内膜炎（nonbacterial thrombo endocarditis；NBTE）で、基礎疾患にがんやLöffler心内膜炎がある場合、僧帽弁、大動脈弁に感染がなくとも疣腫様の異常構造物がつくことがあります。疣腫との鑑別は難しく、経胸壁心エコーでは鑑別できません。

血液培養が陰性であればNBTEの可能性も考えますが、培養が陰性の感染性心内膜炎があるので鑑別は困難です。

《引用・参考文献》

1）Kawata, T. et al. Wavering calcified amorphous tumour of the heart in a haemodialysis patient. Interact Cardiovasc Thorac Surg. 16(2), 2013, 219-20.
2）Nakamaru, R. et al. Calcified amorphous tumor of the heart with mitral annular calcification：a case report. J Med Case Rep. 11(1), 2017, 195.
3）Fujiwara, M. et al. Two cases of calcified amorphous tumor mimicking mitral valve vegetation. Circulation. 125(10), 2012, e432-4.
4）Matsukuma, S. et al. Swinging calcified amorphous tumors with related mitral annular calcification. Ann Thorac Surg. 101(4), 2016, e103-5.
5）Vlasseros, I. et al. Visual loss due to cardiac calcified amorphous tumor：a case report and brief review of the literature. Int J Cardiol. 2011, 152(3), e56-7.
6）吉川純一編. 臨床心エコー図学. 第3版. 東京, 文光堂, 2008, 592.

［木村貴徳］

CASE 19
左房裏に充実性の腔を認めた

> **患者サマリー**　90歳、女性。
> 1週間前から浮腫が増強したため来院。

事前情報チェック

1）胸部X線所見（図1）

CTRが拡大しており、心疾患の可能性を考えます。

心臓の後面に黒い影が見えます。X線写真で黒く写るのは空気です。この場合は食道裂孔ヘルニアの上端に空気がたまっていることが考えられます。

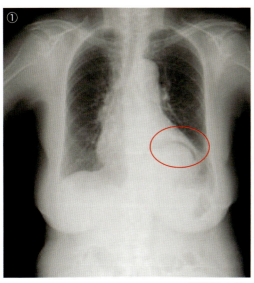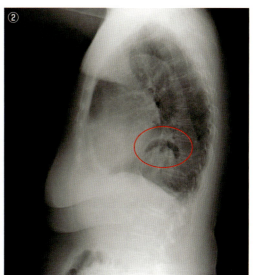

図1 ● 来院時のX線写真
①正面、②側面。

心エコーカンファレンス

技師B 心エコーで左房の下に大きな腫瘤像がありました（図2）。X線写真で食道裂孔ヘルニアが疑われたため、心エコーレポートにも食道裂孔ヘルニア疑いと記載しましたが、そのほかの腫瘤も疑うコメントが必要だったのでしょうか？

医師 Bさん、食道裂孔ヘルニアなんてよく知っていますね！
食道裂孔ヘルニアは横隔膜の下、腹腔内にある胃の入り口の一部が横隔膜の上、胸腔内にすべり出した状態のことです（図3）。たしかにこのX線写真からは食道裂孔ヘルニアが疑われます。

図1のX線写真で心臓の一部が黒く（赤丸）見えます。肺を見てもらえばわかりますが、X線写真で空気は黒く写るため、心臓後面の黒い部分は空気ということがわかります。つまり、食道や胃や腸といった空気が貯まる臓器があると考えられます。

今回は胸部X線写真があったからよいですが、それがない場合は心エコー検査のみでこの腫瘤像の鑑別をしなくてはなりません。ところが心エコー検査だけでも食道裂孔ヘルニアの鑑別は可能なんですよ。まずは、この腫瘤像の性状から確認していきましょう。

技師B 腫瘤像の内部は低輝度・高輝度エコーが混ざり合ってる感じで不均一に見えました。それに音響陰影も見られました。石灰化など硬い物があるのでしょうか？

医師 うーん、確かにエコーで高輝度と言えば石灰化ですが、食道の中にこのような点在した石灰化があるとは考えにくくないですか？

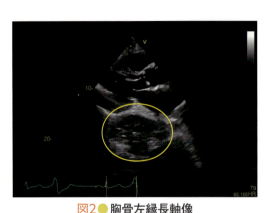

図2● 胸骨左縁長軸像
心臓の後面に腫瘤像を認める。

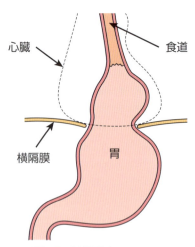

図3● 食道裂孔ヘルニア
食道裂孔ヘルニアは、胃の一部が横隔膜を越えて、上にはみ出してきたもの。食道裂孔ヘルニアの約9割がこのタイプ。

技師B たしかにそうですね。食道の中とすれば空気ですか！？

医師 そうです！ これは食道内の空気が写っているのだと思います。

食道裂孔ヘルニアのエコー所見は内部が不均一、エコー輝度は高輝度と低輝度が混在することが一般的で、音響陰影が見られます。

充実性の低輝度の部分は水であるということです。もし食べ物などがあれば高輝度になることもありえます。

それでは、今回の症例で鑑別するものには何があると思いますか？

技師B 左房の後壁なので……心嚢液とか胸水でしょうか……？（汗）

医師 心嚢液と胸水は液体なので、エコー輝度は無エコーであることが多いから、嚢胞との鑑別が必要になりますが、一般的な腫瘍との鑑別には苦慮しないと思います。心嚢液と胸水については、最後にワンポイント解説として説明します。

ただ、心嚢液にフィブリンを認める場合は血液の存在を疑う必要があり、無気肺が腫瘍のように見えることもあるので注意が必要です。

ほかにはどうでしょうか？

技師B す、すみません。わ、わかりません……。

医師 左房後壁にある腫瘤像は、食道裂孔ヘルニア以外に食道がん・悪性リンパ腫など縦隔の腫瘍を考えましょう。

腫瘍が疑われるエコー像は、構造物の内部が比較的均一の場合や動かない場合と、食道や両心房や大動脈の周囲リンパ節が腫れている場合には、その可能性を考えます。悪性リンパ腫の場合は硬く、他の部位にもリンパ節腫脹が見られる特徴があります。

技師B わかりました！ その所見で食道裂孔ヘルニアと鑑別すればいいんですね！

医師 そうです。ただ、それだけだとまだ判断が難しいので、もっと確実にわかる方法があります。

技師B そんな方法あるんですか？！

医師 もし食道裂孔ヘルニアであれば、空気が移動して腫瘤内部が動いて見える場合があるんです。

技師B たしかに充実性腫瘤だったら内部は動かなさそうですよね。ということは高輝度エコーが動いているかを観察すればよいのですね！

医師 ひとつの方法としてはあります！ ただし必ずしも動くわけではありません。

動かなくて判断できない場合は食道内部を動かしてしまいましょう！

技師B 動かす？！ 体の中をどうやって動かすのですか？？

医師 患者さんに水を飲んでもらうんです！

食道裂孔ヘルニアであれば水が食道を流れ、腫瘤エコーの内部が動くはずです。この方法で確認することができます！

食道裂孔ヘルニア検査の進めかた　WEB動画❺

❶坐位になってもらい、胸壁から、もしくは背中から目的の腫瘤状エコーを見つける。
❷エコー画像を描出しながら水を飲んでもらう。
❸飲水の間、腫瘤状エコーの動画を長めに保存する。
❹腫瘤状エコー内部が飲水で動くなら食道裂孔ヘルニアが強く疑われる。

医師　簡単な方法なので、次に検査をするときには必ずやってみてください。

技師B　はい、やってみます！

＊食道裂孔ヘルニアのCT画像を図4に示します。

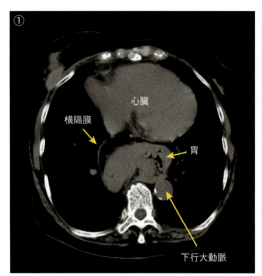
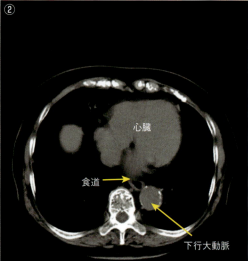

図4　食道裂孔ヘルニアのCT画像
①食道裂孔ヘルニアと②正常参考例の心臓は同レベルの高さ。正常参考例ではこの位置では心臓の後方には食道と大動脈しか観察できないが、食道裂孔ヘルニアでは心臓の後方に胃が挙上しているのがわかる。

医師からのワンポイント解説

●その他の心臓後方部の腫瘤像（図5）

①心嚢液（pericardial effusion；PeriE）

心膜腔は壁側心膜、臓側心膜からなり、その間にある液を心嚢液といいます（P.8参照）。滲出性心嚢液のエコーは比較的clearですが、血性心嚢液ではもやもやエコーや凝血塊が観察されることがあります。時に網目状のフィブリンのネットワークを見ることがあります。

血性心嚢液貯留の原因は外傷、心筋炎、心破裂、心膜炎（ウイルス性、細菌性、結核性、がん性）、急性大動脈解離、がんの直接浸潤、膠原病といった疾患を考えましょう。

心嚢液は心臓周囲のecho free spaceとして観察され（表1）、貯留範囲、貯留量、心嚢液の性状、心不全の有無、心タンポナーデの有無の評価が重要となります[1]。

※急性期心筋梗塞による心破裂に注意が必要！
　心破裂は、急性心筋梗塞の1週間以内、特に3日以内の発症が多いので注意して見ましょう！

②胸水（図6）

胸水が右側にのみ存在する場合、まず左心不全を考えます。左心不全は左房圧が上昇した状態です。左房圧の上昇は肺静脈圧の上昇をもたらします。この肺静脈圧がおおよそ18mmHg以上になると、滲出液が染み出て胸水となるといわれています。もちろん慢性か、急性かで値は変わり、個体間で差はあります。右肺静脈は左肺静脈に比べて短く、左房圧が直接伝わりやすいため、左心不全では右側に胸水が出現しやすいといわれています。

一方、胸水が左側にのみ貯留している場合は、心臓以外の原因（がんなど）も考慮します。胸水のエコー画像は、傍胸骨左室長軸像で下行大動脈より後方に観察され、左心不全など滲出液が貯留している場合、無エコー領域として認識されます（図6-①）。胸水内に血液が混ざっていると、もやもやエコーが観察され、がんや胸膜炎など心不全以外の原因を考えます。そのほか、胸水内に観察されるエコー像として、無気肺（図6-2②）があります。充実性のエコーですが、軟らかい印象があり、胸水内で先端が動く像が観察されます。

表1 ● エコーフリースペースによる心嚢液貯留量の推測（文献2より引用）

エコーフリースペース	心嚢液の量
＜5mmで収縮期のみにみられる	生理的
＜5mmで全心周期にみられる	ごく少量
＜10mm	少量
10〜20mm	中等量
＞20mm	大量

＊傍胸骨短軸断面で左室乳頭筋レベル、拡張末期に計測。

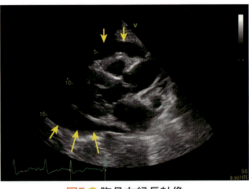

図5 ● 胸骨左縁長軸像
心臓周囲に心嚢液が貯留している（黄矢印）。

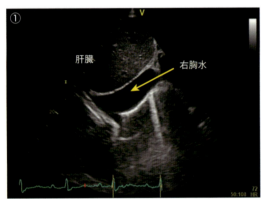

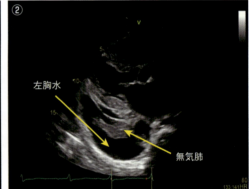

図6 ● 胸水貯留像
①右胸壁アプローチ、②胸骨左縁長軸像。

《引用・参考文献》
1）吉川純一編. 臨床心エコー図学. 第3版. 東京, 文光堂, 2008, 592.
2）小室一成監修. 動画でわかる実践的心エコー入門. 東京, 中山書店, 2015, 207.

［木村貴徳］

エコーをおもしろくする
ちょっとした
知識

Chapter **8**

CASE 20
胸郭が狭い人①：straight back syndrome

> **患者サマリー**　28歳、男性。
> 既往歴なし。過去の検診時、異常の指摘なし。
> 　仕事中に急に息苦しくなり、めまいが出現し、その後意識消失した。脳神経外科でMRI検査を受けたが異常はなく、低血圧が認められるのみであった。

事前情報チェック

1）12誘導心電図所見（図1）

　Ⅱ、Ⅲ、aV_F誘導のPが陰性であり心房調律です。V₁誘導はrSRパターンを認め、胸部誘導のSTが上昇しているように見えるのは、早期再分極によるものと考えられます。

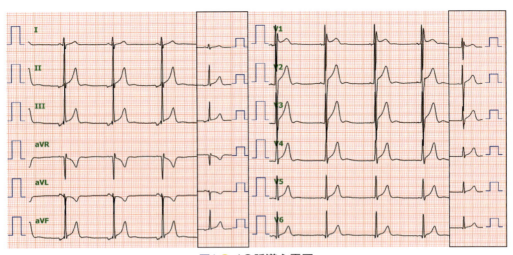

図1 ● 12誘導心電図

心エコーカンファレンス

　技師B　軽度から中等度の三尖弁閉鎖不全症（TR）がありますが（図2-①）、右室容量負荷（推定右室圧は23.1mmHg）になるほどの高度TRは認めません。心電図で不

完全右脚ブロックでしたので、心房中隔欠損も疑って検査をしましたが、そのような所見もありませんでした。意識消失を起こすような不整脈もエコー所見もなさそうですが、左室基部が拡張期に扁平化しています（図2-②）。肺高血圧もなく、圧負荷所見もないのですが、これはいったいどういうことでしょうか？

医師 このケースは心エコーでは説明が難しいですね。胸部X線写真を見てみましょう（図3）。何か気づきませんか？

技師B え～と、心臓は小さめで、細くてしゅっとしているように見えますが、特に異常な所見はなさそうです……。

医師 それでは、この患者さんと別の患者さんで側面の胸部X線写真を比べてみましょう（図3-③）。

技師B 体格の違いはありますが、背骨がまっすぐなのと、曲がっている、という違いがあります。

医師 そう、背骨がまっすぐ！ 気づいてくれましたか！！

技師B え？ それが何かあるんですか……？

医師 これはstraight back syndrome（SBS）といって、脊椎の生理的弯曲が消失して、まっすぐになっている骨格の状態をいいます。SBSの方は脊椎がまっすぐなため胸郭の前後径が狭くなって、心臓が胸骨と脊椎で圧迫された状態になっているのです。前後方向の圧迫で左室は拡張期に楕円形になります。容量負荷や圧負荷がなくても扁平化しているように観察されます。概して小心臓が多いことも特徴です。やせ型が多く、心臓が垂直位になるため、V_1、V_2がQSパターンになって検診で心筋梗塞疑いとされたり、不完全右脚ブロックや洞性頻脈もよく見られます。SBS以外では、漏斗胸の方でも同じように見えることがありますね。

高度に胸郭前後径が狭い方では、左室は左胸郭に偏位します。このため左室基部は

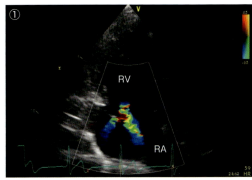 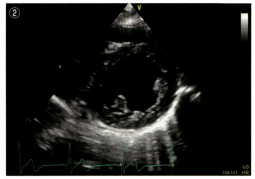

図2 ● 心エコー所見
①右室流入路、②胸骨左縁短軸像（乳頭筋レベル）。
軽度から中等度三尖弁閉鎖不全と、胸骨左縁短軸像で左室の拡張期扁平化を認める。

胸骨と脊椎にはさまれて扁平化しますが、左室の心尖部に近い領域の左室は円形化して見えます。胸部写真では心臓の拡大に見えますが、心臓が左側に押しやられただけの見かけ上の心拡大です。

後はどのようなことに注意したらよいでしょう？

技師B すみません。わかりません……。

医師 あと注意するのは、僧帽弁閉鎖不全（MR）ですね。拡張期に扁平化した左室は収縮期には円形となりますが、前外側乳頭筋が内側水平方向に移動するのに、後内側乳頭筋は前方垂直方向に移動するので僧帽弁前尖の内側に余剰ができて、後尖よりも落ち込んでしまうのです。これにより、図4のようなmedial側から左房後壁に向かう軽度のMRが生じることがあります。骨格が原因のMRなので悪化すること

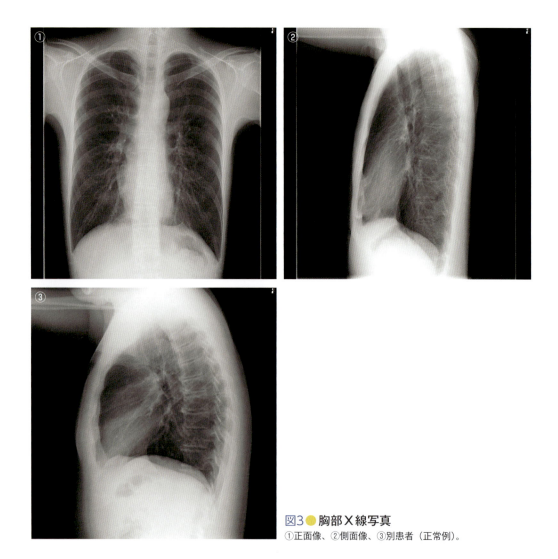

図3 ● 胸部X線写真
①正面像、②側面像、③別患者（正常例）。

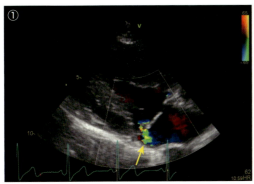 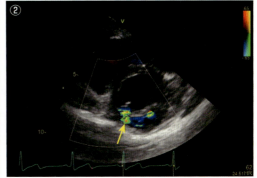

図4 ①胸骨左縁長軸像と②胸骨左縁短軸像（僧帽弁レベル）
偏位するMRを認め、MRは主にmedial側から流出している（黄矢印）。

はあまりないですが、なかには本物のMVPによるMRの患者さんがいるので、注意が必要です。

技師B とても勉強になりました。胸郭が狭いというだけでいろんな所見が出てくるのですね。

医師 胸郭が狭いと壁運動が悪いように観察され、EFが低めに計測されることがありますが、systolic wall thickening（心筋壁が収縮期に壁厚を増す状態）が見られれば正常ですので、壁運動の観察はしっかり行ってください。あと、拡張期扁平化だからといってSBSと決めてしまわず、右室容量負荷の心房中隔欠損の有無はしっかりと観察してください。

技師B はい！

[山田聡美]

CASE 21
胸郭が狭い人②：肺高血圧の解除後も持続する左室基部の扁平化

> **患者サマリー**　67歳、女性。
> **主訴**：労作時の息切れ。
> 　3カ月前より階段を5、6段上がって息切れを認め、下腿浮腫が出現。

事前情報チェック

以下の所見から肺血栓塞栓症と診断され、入院にて加療されました。

1）12誘導心電図所見（図1）

胸部誘導でV_1、V_2のR/S比が高値になっており、右室負荷を疑う心電図所見です。

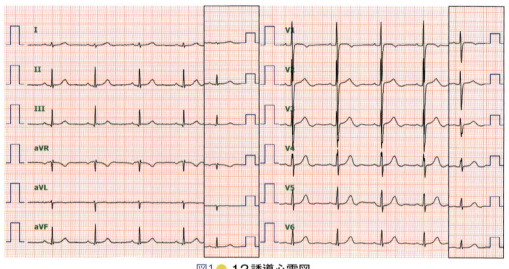

図1 ● 12誘導心電図

2）心エコー所見（図2）

壁運動は正常で右室のMcConnell's signは認めません。高度弁膜症はありません。肺高血圧があり、左室基部扁平化を認めました。

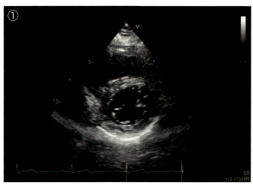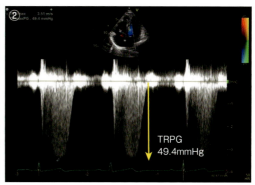

図2 ● 肺血栓塞栓症診断時の心エコー
①左室短軸像（腱索レベル）。肺高血圧があり、拡張期扁平化を認める。

3) その他所見

Dダイマーが5.5μg/mLと上昇を認め、造影CTにて、両側肺動脈に多発性陰影欠損を認めました。

> **用語解説 【右室のMcConnell's sign】**
>
> 急性肺血栓塞栓症では右室心尖部の壁運動は保たれますが、右室自由壁運動が低下します。McConnell's signと呼ばれる右室壁運動異常を認めることがあります。

心エコーカンファレンス

医師 この患者さんは肺血栓塞栓症で治療をしたようですね。肺高血圧は解除されましたか？

技師B 治療から2カ月後に、肺高血圧は改善しています。
ですが先生、肺高血圧が改善したにもかかわらず、拡張期左室基部の扁平化が持続しているのはなぜなのでしょうか？（図3）TRは軽〜中等度程度なので容量負荷とは思えません。

医師 そうですね。容量負荷が考えられないのならば、胸郭が狭くなっていることは考えられますか？

技師B SBSや漏斗胸の可能性ですか？ X線写真を見る限り、そうは見えません。

医師 CTもとっていましたよね？

技師B ？？？

医師 この患者さんの下行大動脈ですが、背骨の前にあり心臓の真後ろにきているのがCTでわかります（図4）。下行大動脈は通常背骨のやや左側にあるものです。もうわかりましたか？

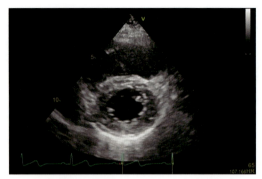

図3● 治療2カ月後の心エコー：左室短軸像（腱索レベル）
軽度ではあるが、拡張期扁平化を認める。

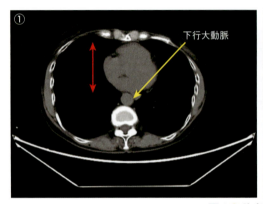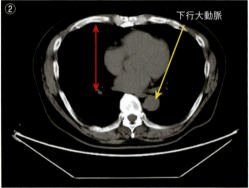

図4● 胸部CT画像

①当患者、②別患者（正常例）。
通常の下行大動脈（黄矢印）の位置は、背骨のやや左側にある。当患者さんの下行大動脈（黄矢印）は背骨の前にあるため、通常より心臓のスペース（赤矢印）が狭くなり圧迫を受けていると考えられる。

> **技師B** 下行大動脈の位置によって胸郭が狭いことと同じ状況になっている、ということでしょうか？

> **医師** 骨格だけでなく、大血管や食道裂孔ヘルニア、縦隔腫瘍などによっても胸郭前後径が狭い状態と同じようになりうることも頭に入れておくといいですね。

《引用・参考文献》
1）村上弘則ほか．Straight back syndromeにおける僧帽弁前尖の"ズレ"の機序に関する検討．journal of cardiology. 17, 1987, 531-9.

[山田聡美]

CASE 22
ペーシングリードに付着する異常構造物

> **患者サマリー**　79歳、女性。
> **検査目的**：ペースメーカ植込み後の経過観察。
> **既往歴**：高血圧、脂質異常症。
> 　房室ブロックに対しペースメーカ植込みが行われている。ペースメーカ植込み後の定期的心臓評価目的で受診。

事前情報チェック

1）12誘導心電図所見（図1）

　ペースメーカ作動は、心房センシング、心室ペーシングです。ペースメーカ作動に問題はありません。

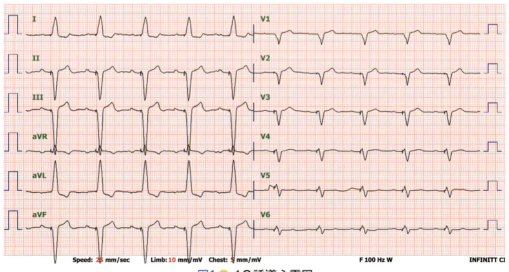

図1 ● 12誘導心電図

2）胸部X線所見（図2）

　心胸郭比（CTR）50.6％と心拡大が見られます。ペーシングリードは右心房と右室心尖部にあり、左上胸部にペースメーカ本体が留置されています。

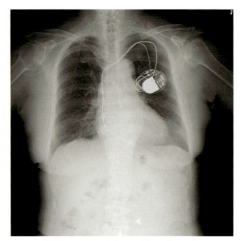

図2● 胸部X線写真

3）心エコー所見（図3、4）

❖ 心エコーレポート

● 心室ペーシングリードの三尖弁付近に高輝度構造物を認めます。
　可動性のない7×8mm程度の塊状エコー
　→経食道エコーで詳細確認お願いします。
● PA flow：PH pattern（＋）eRVsP 37mmHgと上昇
Wall motion：W.N.L.
Wall thickness：W.N.L.
Chamber size：LA軽度拡大
AV：RCC、NCC硬化（＋）、AR（mild）、AVmaxPG：12mmHg
MV：MR（mild）
TV：TR（mild）
PA：PR（＋）、PH pattern（＋）、心嚢液（−）

心エコー上の診断
#1 ペースメーカ植込み後（DDD）
#2 右室ペーシングリードに付着する異常エコー

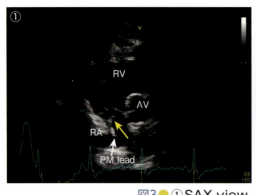
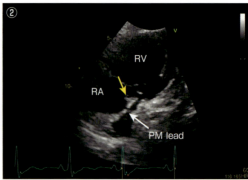

図3● ①SAX view、②RV inflow view
ペーシングリードに塊状の構造物が付着している（黄矢印）。

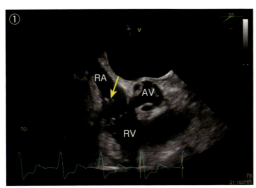 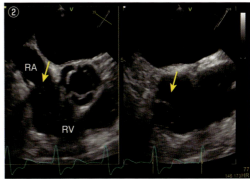

図4 ● 経食道心エコー画像

経食道心エコーにてPM leadに塊状の構造物が付着して観察される（黄矢印）。

心エコーカンファレンス

ペーシングリードに異常構造物の付着を見たら

技師B ペーシングリードに塊状のエコーが付着しています。等輝度でふわふわとして可動性があります。

医師 そうですね。このようなエコー像を見たら、疣腫か血栓を疑いましょう。ペーシングリードに傷がついたりするとそこから血液成分が入り込んで血栓ができたり、それを栄養に感染が生じることがあります。

技師B 異常構造物だったので、確認のため経食道心エコー（TEE）を勧めました。

医師 実際にTEEで確認してみると、この異常エコーは器質化して線維状になった血栓もしくは古い疣腫が疑われました。
別の症例ですが、ペーシングリードの一部分が高輝度に観察できます（図5）。
器質化した血栓の付着が最も疑わしいです。

技師B ペーシングリードもしっかりと観察しなければなりませんね。
ペースメーカの入っている患者さんの検査でほかに注意点はありますか？

医師 右室のペーシングリードによって三尖弁逆流（TR）が引き起こされることがあります。三尖弁の動きを妨げてはいないか、ペーシングリードに沿ったTRかどうかを観察しましょう。

技師A こんな症例がありました！（図6）

医師 TRがペーシングリードに沿って流出していますね。pacing lead induced TRの可能性がありますね。Bモードでも三尖弁の閉鎖を妨げていないかを観察してください。

技師B はい。血栓・疣腫やTR以外に、気をつけるべきポイントはありますか？

医師 心嚢液の有無は大切です。まれにペーシングリードが右房や右室心尖部の壁を貫通

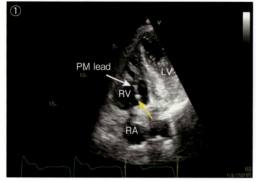 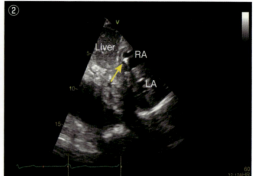

図5 ● 4CV、心窩部view

ペーシングリードの一部が高輝度に観察される（黄矢印）。

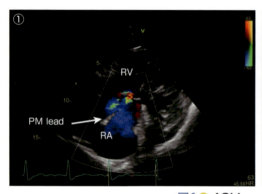 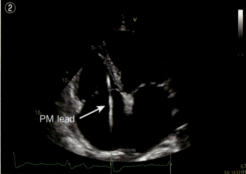

図6 ● 4CV、moderate TR

PM leadに沿って流出するTRが観察される。

している場合があり、心嚢液の貯留が見られます。

技師B どの位置にペーシングリードを留置すると、そのようなことが起こりやすい、などはありますか？

医師 いい質問ですね。右室心尖部は心筋壁が薄いから可能性が高く、心室中隔は穿孔になりにくいですよ。

技師B エコーでRV周囲の心嚢液の有無が大事ということですね！

医師 そうですね。ペーシングリード先端が右室心尖部心筋を貫通して、心外膜の脂肪の中に留まっていても、心膜側にじわじわ組織液が滲出していくこともあります。ペースメーカ植込み後は穿孔の有無、心嚢液増加の有無の確認が重要ですよ。

医師からのワンポイント解説

❶ペーシングリードの異常構造物付着

ペーシングリードに傷がつくと、そこに血栓ができることがあります。

発熱がある場合は疣腫の可能性も考えます。

ペーシングリードはRV inflow viewかsubxiphoid viewで観察がしやすいです。

❷pacing lead induced TR

①右室のペーシングリードが三尖弁の動きを妨げていないか？

②右室ペーシングリードに沿ったTRはないか？

❸心嚢液貯留

①心嚢液貯留はないか？（特にRV周囲）増加はないか？

特にペーシングリード先端周囲の心嚢液はペーシングリードの貫通を疑います。

②ペーシングリードの先端がどこにあるか？

ペーシングリード先端は高エコーです。ペースメーカ植込み直後は穿孔の有無とdislodgeの確認が必須です。

CRT-D、ICDは太いリードをRV心尖部に入れるので、やはり穿孔に注意します。

ペーシングリード先端の観察時はフォーカスを先端に合わせ、エコーゲイン（time gain compensation；TGC）の調節をして観察しましょう。

③RA、RV collapseはないか？ 心タンポナーデは？

ペーシングリードが右室心尖部壁を突き抜けて、脂肪の中に留まっていても心膜側にじわじわと組織液が滲出していくことがあります。

［大久保咲希］

CASE 23
リードレスペースメーカ植込み後の心囊液貯留

心エコーカンファレンス

医師 最近リードレスペースメーカ（表1）の植込みができるようになりましたね。

技師A リードレスとはリードがないものですよね？

医師 カテーテルで静脈から、小さなカプセル型のペースメーカを心臓内に持ち込んで心筋に直接植込むことで右室ペーシング治療をする方法です。
胸の皮下のポケット感染、リード断線やTRなどの合併症が生じないという利点があります。

技師B おや、いいことずくめですね！ 今後は皆この方法にすればよいのでは？

医師 いや。そうでもなくて、一度入れてしまうと取り出せないから電池交換ができないのですよ。だから、適応は限定されています。

技師B 利点ばかりではないんですね……。

技師A リードレスペースメーカはエコーではどのように観察されますか？

医師 リードレスペースメーカの設定はVVIしかありません。だからエコーでは右室心筋にこのように高輝度構造物として見えます（図1）。ペーシングリードはないで

表1 ● リードレスペースメーカ

適 応	1）心房細動を合併した有症状の高度房室ブロック症例 2）心房細動は合併しないが有症状の高度房室ブロックで右心房リード留置が難しいか、有効性の乏しい症例 3）有症状の洞機能不全症候群、徐脈性心房細動症例のうち右心房リード留置が難しいか、有効性の乏しい症例
設 定	VVIのみ
利 点	ペースメーカリード由来のTRが発生しない、MRI対応
欠 点	一度植込むと取り出せない

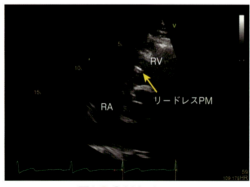

図1 ● SAX view

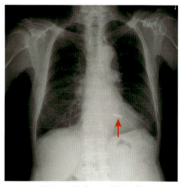

図2 ● 胸部X線写真

すね。X線写真ではカプセル状のものが写って見えますね（図2）。

技師B 本当ですね！

医師 それから通常のペースメーカ同様に心嚢液の貯留は注意しないといけないですよ。

> **患者サマリー**　92歳、女性。
>
> **主訴**：倦怠感。
>
> **既往歴**：高血圧、骨粗鬆症、腰椎・大腿骨手術歴あり。
>
> 　訪問診療にて徐脈を指摘され、12誘導心電図にて完全房室ブロックが見つかった。高齢でADLが悪いため、リードレスペースメーカ植込みが施行された。

事前情報チェック

1）12誘導心電図（植込み前）所見（図3）

心拍数32回／分で、完全房室ブロックの所見を認めます。

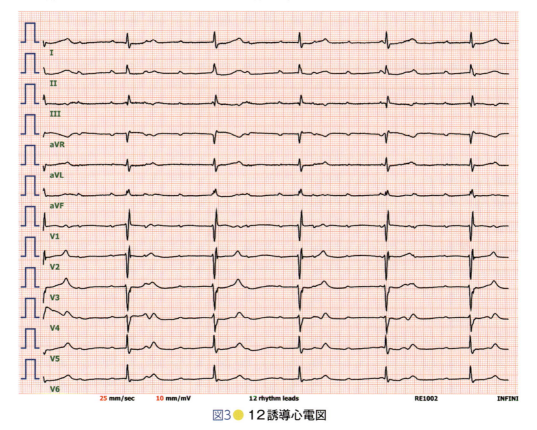

図3 ● 12誘導心電図

2）胸部X線所見（図4）

心胸郭比（CTR）61.6％と心拡大が見られます。

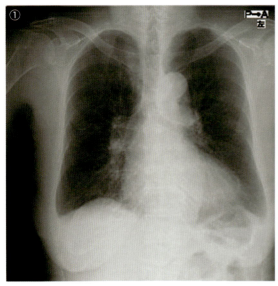
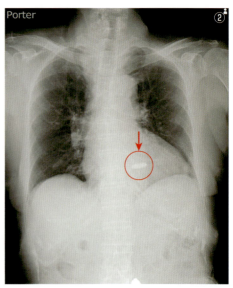

図4● 胸部X線写真
①植込み前、②植込み後。矢印部：リードレスペースメーカ（図5）。

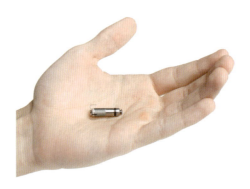

図5● リードレスペースメーカ
（日本メドトロニック株式会社 提供）
Micra™ 経カテーテルペーシングシステム。
容積1cc、長さ25.9mm、外径6.7mm、重さ1.75g。

3）心エコー所見（図6）

❖心エコーレポート

> リードレスペースメーカ留置後
> ● 心嚢液貯留（＋）。
> RV・RA前面、LV後方に心嚢液を認めます。
> 明らかな右心系の虚脱（－）。
> ● IVC拡大 24.6mm、呼吸性変動なし。
> ● RV下壁側の心嚢液はややエコー輝度が高く血腫を疑います。

心エコー上の診断
#1　心嚢液貯留

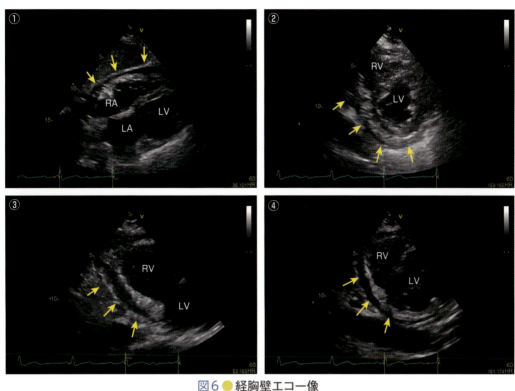

図6 ● 経胸壁エコー像
心嚢内に心嚢液より高輝度のエコーが見られ、心嚢内血腫が疑われる。

心エコーカンファレンス

技師B 心嚢内のエコーはもやもやとしていますが、心嚢液を疑います。

医師 心嚢液のうちでもRV下壁側のエコー輝度をよく見てください。

技師B 輝度が高いような……。

医師 そうですね。心嚢液にしてはエコー輝度が上昇しているので、凝血塊か血栓を疑います。同時に、輝度の上昇した血腫を疑う部位では心膜との癒着が観察されます。

技師B なるほど！

医師 血腫の初期は低輝度ですが、次第に器質化して高輝度へと変化していきます。この症例のように、心嚢液や、心嚢内出血による心タンポナーデに注意して検査を行う必要があります。

[大久保咲希]

CASE 24

もしかして見落としているかも？　1回見たらきっともう忘れない

僧帽弁輪乾酪様石灰化（CCMA）

　僧帽弁輪乾酪様石灰化（caseous calcification of mitral annulus；CCMA）とは、僧帽弁輪石灰化（mitral annular calcification；MAC）の亜型とされ、内部に乾酪壊死を伴う石灰化病変です。発生はまれであるといわれており、MACとされた症例の0.6％前後に乾酪壊死が見られたと報告されています[1,2]。乾酪壊死という用語は、剖検や手術での肉眼的所見（チーズ状）が名称の由来とされている[3,4]ため、エコーだけではCCMAと診断できませんが、特徴的なエコー所見から疑うことが可能です。CCMAが疑われるエコー像を症例とともに紹介します。

> **患者サマリー**　61歳、男性。
> **主訴**：労作時胸苦・呼吸苦、意識消失。
> **既往歴**：IgA腎症による慢性腎臓病（CKD）のため12年前より血液透析導入。高血圧。
> 　　　　　胸が苦しい症状があり紹介受診。時々、軽く気が遠くなる感覚がある。

事前情報チェック

1）12誘導心電図所見（図1）

　1度房室ブロック、V_5誘導のR波高2.6mV（V_4誘導のR波高3.2mV）、V_1誘導のS波高2.2mV＋V_5誘導のR波高2.6mV＝4.8mVで左室肥大の所見があります。

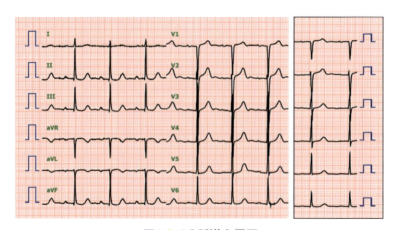

図1 ● 12誘導心電図

2）血液データ所見（表1）

腎不全に対し透析を施行しており、クレアチニン、尿素窒素、NT-pro BNPの上昇を認めます。

表1● 来院時の血液データ

項目	結果値	基準値	単位	判定
総タンパク	7.7	6.5-8.2	g/dL	
総ビリルビン	-	0.3-1.2	mg/dL	
ALP	-	104-338	U/L	
AST（GOT）	17	10-40	U/L	
ALT（GPT）	14	5-45	U/L	
LDH	157	120-245	U/L	
γ-GTP	72	M 79以下	U/L	
CPK	81	M 50-230	U/L	
総コレステロール	189	150-219	mg/dL	
中性脂肪	135	50-149	mg/dL	
HDLコレステロール	43	M 40-80	mg/dL	
LDL-C（計算）	119	70-139	mg/dL	
HbA1c	6.0	4.6-6.2	%	
グルコース	92	70-109	mg/dL	
尿酸	6.5	M 3.6-7.0	mg/dL	
尿素窒素	55.7	8.0-20.0	mg/dL	高値
クレアチニン	8.64	M 0.65-1.09	mg/dL	高値

項目	結果値	基準値	単位	判定
ナトリウム	145	135-145	mEq/L	
カリウム	3.5	3.5-5.0	mEq/L	
クロール	99	98-108	mEq/L	
TSH	-	0.50-5.00	uIU/	
遊離T4	-	0.90-1.70	ng/dL	
NT-proBNP	5877	125以下	pg/mL	高値
白血球	5660	3500-9700	個/uL	
赤血球	452	M 438-577	10^4/uL	
ヘモグロビン	13.3	M 13.6-18.3	g/dL	低値
ヘマトクリット	40.0	M 40.4-51.9	%	低値
血小板	18.1	14.0-37.9	10^4/uL	
MCV	89	M 83-101	fL	
MCH	29.4	M 28.2-34.7	pg	
MCHC	33.3	M 31.8-36.4	%	
PT	-	10.0-13.0	秒	
PT-INR	-	0.90-1.13		
APTT	-	26.0-38.0	秒	

心エコー検査前のチェックポイント

❶心電図で左室肥大の所見あり。
❷症状で気が遠くなる感覚がある。
❸血液透析を行っている。
　以上3点を念頭に、原因を精査するつもりで検査に臨みましょう！

心エコーカンファレンス

1）経胸壁心エコー（TTE）

医師 図2のエコー画像から何かわかる所見はありますか？

技師B 大動脈弁の硬化がありそうです。

技師A 大動脈弁から僧帽弁にかけて石灰化が高度ですね。MACもあります。

医師 そうですね。では、角度を変えて見てみましょう。図3の画像ではどうでしょう？

技師B わっ！ MACが大きいですね！ LAXで見たときはこんなに大きいと思いませんでした。

技師A うーん、普段見るMACとは違う印象を受けます。大きくて、丸くて、内部の輝度が低いように見えます（図3矢印）。

医師 Aさん鋭いですね！

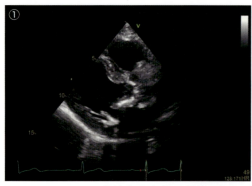 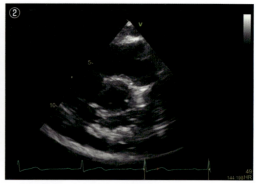

図2 ①傍胸骨左縁長軸像（LAX）、②短軸像（SAX）僧帽弁レベル

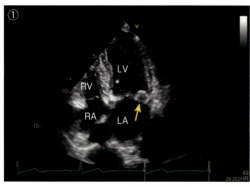 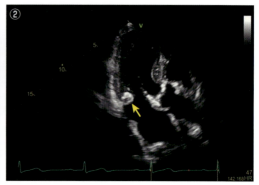

図3 ①心尖部四腔断面、②心尖部長軸断面

> **技師B** 内部が低輝度に見えるのは、石灰化による音響陰影で中が抜けて見えるだけではないですか？
>
> **医師** 音響陰影の可能性もありますが、この症例ではMAC後方をよく見ると、音響陰影はないようですし、MACの辺縁は平滑で、内部が低輝度の何かで満たされているように見えませんか？
>
> **技師B** 確かに……言われてみるとそうですね。ただの石灰化の塊ではないように見えてきました。よく見るとSAXでも同じように見えるところがありますね！（図4）
>
> **医師** 辺縁が高輝度で平滑、内部が低輝度、MACのようでMACとは異なるものを聞いたことがありませんか？
>
> **技師A** CCMAでしょうか？
>
> **医師** そうですね。内部の軟らかそうに見える低輝度部分は乾酪壊死が疑われます。
>
> **技師B** 聞いたことはありましたが、初めて見た……と思います。もしかしたらCCMAと疑わなかっただけで、今までにも見たことがあるかもしれません。
>
> **医師** TTE所見だけでCCMAと診断できませんが、CTやMRI、TEEでも乾酪壊死が疑われれば可能性は高いです。レポートには他の精密検査を促すコメントを書いておいてください。

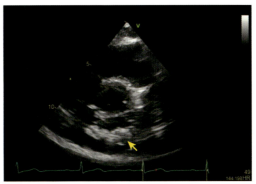

図4 ● 短軸像（SAX）僧帽弁レベル

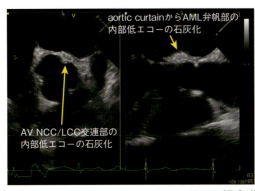
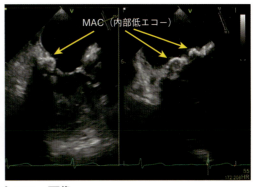

図5 ● 経食道心エコー画像

TEEでは内部が低輝度の石灰化腫瘤が複数観察された。
AML（anterior mitral leaflet）：僧帽弁前尖、NCC（non coronary cusp）：無冠尖、LCC（left coronary cusp）：左冠尖、MAC（mitral annular calcification）：僧帽弁輪石灰化

2）経食道心エコー（TEE）

医師 1週間後にTEEを施行しました。さらに1週間後にCT検査を施行しました。

技師A TEEでは内部が低輝度の石灰化腫瘤がたくさんあるように見えますね（図5）。

医師 TTEで見た後壁側の僧帽弁輪の部分だけでなく、僧帽弁前尖・後尖の弁帆部や後乳頭筋、大動脈弁（NCC/LCC交連部）にも内部に乾酪様変化を疑う石灰化腫瘤が複数個みられました。これは非常にめずらしいです。CTでは僧帽弁輪に辺縁が高輝度で、内部が心筋とほぼ等輝度の腫瘤を認めます（図6）。

技師B 内部が低輝度で軟らかそうな石灰化腫瘤を見つけたら、乾酪壊死を疑わなくてはならないのですね！ ちなみにCCMAがあると何か問題になるのでしょうか？

医師 そこが一番大事なポイントです。CCMAがあるだけでは血行動態に影響を与えることは少ないですが、万が一CCMAが破裂した場合、内部の乾酪壊死部分が飛散し塞栓源となりえます。塞栓症の原因となっている場合には手術適応となることもあります。

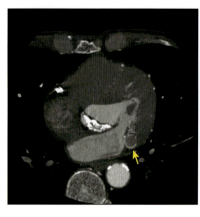
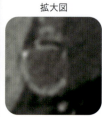

拡大図

図6● CT画像
CTでは僧帽弁輪に辺縁が高輝度、内部が心筋などとほぼ等輝度の腫瘤を認めた。

技師A CCMAを疑うことで、塞栓症のリスクがあるという注意喚起になるのですね。

医師 そうです！あと、はっきりした原因はわかっていませんが、CCMAは透析患者でみられることが多いです。

《引用・参考文献》
1) Deluca, G.et al. The incidence and clinical course of caseous calcification of the mitral annulus：A prospective echocardiographic study. J Am Soc Echocardiogr. 21, 2008, 828-33.
2) Novaro,G.M. et al. Caseous calcification of the mitral annulus：An underappreciated variant. Heart. 90, 2004, 388.
3) Kronzon,I. et al. Sterile,caseous mitral annular abscess. J Am Coll Cardiol. 2, 1983, 186-90.
4) Pomerance, A. Pathological and clinical study of calcification of the mitral valve ring. J Clin Pathol. 23, 1970, 354-61.

［田原静香］

memo

執筆者一覧

❖ 監修
村上弘則
北海道循環器病院 循環器内科・心不全センター長

❖ 編集
柴田正慶
北海道循環器病院 診療技術部長 臨床検査科技師長

❖ 執筆
北海道循環器病院 臨床検査科

大野誠子　**Chapter4**-INTRODUCTION・CASE08・10・11
副技師長
超音波検査士：循環器領域、消化器領域、血管領域（日本超音波医学会認定）

春木康伸　**Chapter1** ／ **Chapter2**-INTRODUCTION・CASE01・03
副技師長
認定心電検査技師（日本不整脈心電学会認定）

窪田由季　**Chapter2**-CASE02・04 ／ **Chapter3**-INTRODUCTION・CASE06・07
日本心エコー図学会認定専門技師（日本心エコー図学会認定）
超音波検査士：循環器領域、消化器領域、血管領域（日本超音波医学会認定）
日本周術期経食道心エコー認定（日本心臓血管麻酔学会認定）
血管診療技師（日本血管外科学会、日本脈管学会、日本静脈学会、日本動脈硬化学会認定）

原口　悠　**Chapter5**-INTRODUCTION・CASE13・14・15
超音波検査士：循環器領域（日本超音波医学会認定）

田原静香　**Chapter6**-INTRODUCTION・CASE16・17 ／ **Chapter8**-CASE24
超音波検査士：循環器領域（日本超音波医学会認定）
血管診療技師（日本血管外科学会、日本脈管学会、日本静脈学会、日本動脈硬化学会認定）

山田聡美　**Chapter8**-CASE20・21

大久保咲希　**Chapter4**-CASE09 ／ **Chapter8**-CASE22・23

千葉静香　**Chapter2**-CASE05 ／ **Chapter5**-CASE12

木村貴徳　**Chapter7**-CASE18・19

おわりに

　このたび、北海道循環器病院の心エコーカンファレンスを書籍化することができましたのも、心エコー検査室を支えていただいた歴代の先生方、監修を務めていただいた村上弘則先生、メディカ出版の皆様方のお力添えがあってのことであり、この場をお借りしてお礼申し上げます。また、北海道循環器病院の心エコー検査室は、2019年8月現在で、GEヘルスケア・ジャパン社製の超音波診断装置Vivid E95が3台、Vivid E9が2台、Vivid S70が1台、そして解析装置のEchoPACを5台所有しています。このような、非常に恵まれた環境を提供してくださっています、当院理事長　大堀克己先生に感謝申し上げます。

　さて、本書籍のもととなっているのは、村上弘則先生による心エコーカンファレンスの議事録です。カンファレンスはとても充実したものであり、われわれ技師にとっては直接ご指導いただける（しかも無料で！）という、この上ない機会です。参加した技師は、そのカンファレンスを忘れないように、また、やむなく欠席した仲間に対して内容を伝えたいという思いで、持ち回りで議事録を作成しています。そしてこのカンファレンスを全国の心エコーを学ぶ技師さんにもぜひ届けたいと考え、今回、皆が多忙な業務の傍ら執筆にあたりました。本書の執筆者には加わっていませんが、一緒に学び努力してきた、われわれの仲間である竹島麻衣さん、大林綾香さんに対しては、この場をお借りして感謝申し上げます。

　本書では、心エコーを行っている技師であれば一度は疑問に思うことを、村上先生の適切な解説で解決していきます。皆様方の日常臨床のお役に立てれば幸いです。

2019年8月

柴田正慶

index

記号・英文

ε波	84
APH	28, 29, 33
apical ballooning	54
AR	124
ARVC	43, 89
AS	100
ASDシャントフロー	64, 68
ball thrombus	32
BNP	18
calcified amorphous tumor (CAT)	137, 138, 168
CCMA	164
Darling分類	75
DCM	43
DeBakey分類	119
detachment	103, 106
DHCM	22
Dシェイプ	63, 82
echo free space	103, 146
EOAI	112
Flap	121
HCM	22, 26, 42
HOCM	22, 24
Iliac compression	82
late peaking flow	24
Löffler心内膜炎	140
low density area	110
low flow low gradient AS	96, 98
LVOT stenosis	97
LV-RA communication	10
MAC	165
McConnell's sign	82, 153
MR	36, 151
MVO	97
NT-proBNP	18
pacing lead induced TR	159
papillary fibroelastoma	139
PAPVD	73, 75
paradoxical flow	30
patient prosthesis mismatch (PPM)	112
POS	70
PVL	101
Qp/Qs	66
R progression	18
SAM	24
scimitar syndrome	73
seroma	133
Stanford分類	119
straight back syndrome (SBS)	148, 149
systolic wall thickening	151
to and fro	131
TR	64, 73, 86
TVL	101
ULP型	119
Vmax	99

あ

アイゼンメンジャー症候群	69
圧較差減少	99
圧負荷疾患	59
アミロイドーシス	37
アランチウス結節	9, 140
右室拡大	58, 63, 84

右室心筋疾患·· 59
右室壁の肥厚·· 36
右室流入路··· 11
右心拡大·· 71, 73
運動負荷心エコー·· 39
エコーフリースペース ······················· 103, 146
エプスタイン奇形·· 58
遠心性肥大··· 36

か

潰瘍様突出像（ULP） ·································· 119
拡張型心筋症·· 43
拡張相肥大型心筋症·· 22
仮性動脈瘤··· 131
可動性構造物·· 136
感染性心膜炎（IE） ········ 106, 108, 110, 115
機械弁·· 111
偽腔··· 125
偽腔開存型·· 119
偽腔開存型大動脈解離·································· 127
偽腔閉塞型·· 119
胸水··· 145
共通肺静脈腔（CPVC） ································ 75
経皮的中隔心筋焼灼術（PTSMA） ········ 26, 27
経弁逆流··· 101
血腫···125, 132
血性心囊液貯留··· 145
血栓··· 32
高血圧心·· 38
高血圧性心疾患·· 19
後交連·· 9

さ

サイミター症候群··· 73
左室肥大··· 16
左室壁運動低下·· 46
左室扁平化································ 63, 149, 153
左室流出路狭窄······································· 25, 97
左房壁肥厚··· 110
三尖弁逆流··· 71
三尖弁閉鎖不全··· 148
収縮期僧帽弁前方運動··································· 24
腫瘤像··· 142
漿液腫··· 133
食道裂孔ヘルニア··· 142
心アミロイドーシス······································· 34
心基部過収縮··· 54
心筋炎の病態··· 50
心筋症の分類··· 90
心筋菲薄化··· 49
心原性ショック ·· 84
人工血管··· 128
人工血管周囲膿瘍··· 132
人工血管置換術·· 128
人工弁···································· 92, 111
人工弁患者不適合··· 112
人工弁機能不全·· 115
人工弁置換··· 93
人工弁通過血流速度····································· 111
心サルコイドーシス ····································· 47
心室中隔欠損··· 10
心室中部閉塞··· 97
真性動脈瘤··· 131
心尖部肥大型心筋症······································ 28

173

心尖部瘤	22, 28, 33	膿瘍	109
心タンポナーデ	121		
心嚢液	145	**は**	
心嚢液貯留	159	肺血栓塞栓症	78, 153
深部静脈血栓症（DVT）	82	肺高血圧	59, 153
心房中隔欠損孔	68	肺動脈微小腫瘍塞栓（PTTM）	82
心房中隔欠損症	60	半月弁	10
心房中隔欠損部位別分類	67	パンヌス	93, 114
心膜の構造	8	非細菌性血栓性心内膜炎（NBTE）	140
心膜翻転部	8	肥大型心筋症	19, 22, 23, 42
スポーツマン心臓	39	非対称性中隔肥大（ASH）	17, 21
石灰化腫瘍	136	不整脈原（源）性右室心筋症	43, 89
石灰化腫瘤	167	部分肺静脈還流異常症	71, 73
前交連	9	閉塞性肥大型心筋症	22, 24
臓側心膜	8	壁側心膜	8
僧帽弁閉鎖不全	36	弁座の動揺	93
僧帽弁輪乾酪様石灰化	164	弁周囲逆流	101
僧帽弁輪石灰化	167	弁膜症治療	92, 101, 107, 111
		弁葉の可動性	93
た		房室弁	9
体位変換性低酸素血症	70		
大動脈解離	118	**ま**	
大動脈周囲膿瘍	133	膜性中隔の解剖	10
たこつぼ型心筋症	51	慢性心筋炎	47
中隔肥厚	24	慢性心不全の急性増悪	60
低流量低圧較差AS	96	無形性腫瘍性病変	168
ドブタミン負荷心エコー	97		
		や	
な		薬剤性心筋障害	49
二次性心筋症	43	有効弁口面積指数	112
乳頭状線維弾性腫	139	疣腫	93, 138
嚢腫	132	容量負荷疾患	58

ら

- 卵円孔開存 …………………………………… 83
- ランブル疣贅 ………………………………… 139
- 乱流エコー …………………………………… 30
- リードレスペースメーカ …………………… 160
- 瘤化 …………………………………………… 87
- 両心室の壁運動低下 ………………………… 36
- 漏斗胸 ………………………………………… 149

US Lab シリーズ 8
北海道循環器病院の心エコーカンファレンス
―私たちが信頼される心エコー技師に変わったワケ

2019年10月5日発行　第1版第1刷

監　修　村上　弘則
編　集　柴田　正慶
発行者　長谷川　素美
発行所　株式会社メディカ出版
　　　　〒532-8588
　　　　大阪市淀川区宮原3-4-30
　　　　ニッセイ新大阪ビル16F
　　　　https://www.medica.co.jp/
編集担当　鈴木陽子
装　幀　萩原　明
本文イラスト　kabu／木村図芸社
印刷・製本　株式会社廣済堂

© Hironori MURAKAMI, 2019

本書の複製権・翻訳権・翻案権・上映権・譲渡権・公衆送信権（送信可能化権を含む）は、（株）メディカ出版が保有します。

ISBN978-4-8404-6928-9　　　　　　　　　　　　　Printed and bound in Japan

当社出版物に関する各種お問い合わせ先（受付時間：平日9：00〜17：00）
●編集内容については、編集局 06-6398-5048
●ご注文・不良品（乱丁・落丁）については、お客様センター 0120-276-591
●付属のCD-ROM、DVD、ダウンロードの動作不具合などについては、デジタル助っ人サービス 0120-276-592